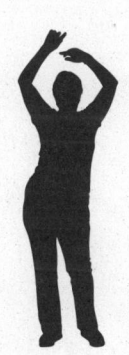

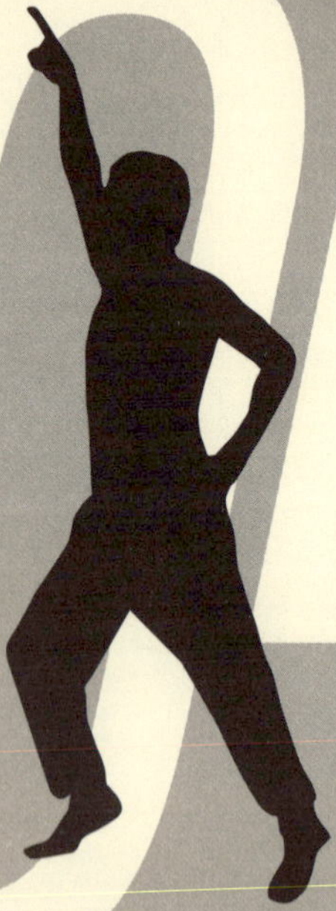

O PODER DA D

A ciência e a arte de se tornar mais forte, mais esperto e mais feliz

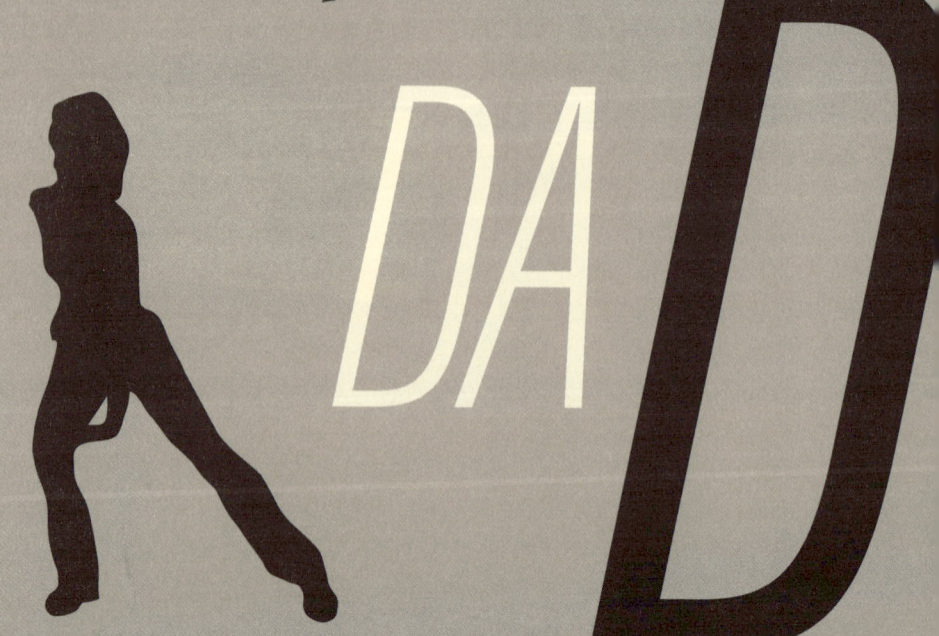

DR. PETER LOVATT

Tradução
Isabela Sampaio

Prefácio
Carlinhos de Jesus

AGIR

Título original: *The dance cure: The surprising secret to being smarter, stronger, happier*

© Copyright Peter Lovatt 2020

Direitos de edição da obra em língua portuguesa no Brasil adquiridos pela Agir, selo da Editora Nova Fronteira Participações S.A. Todos os direitos reservados. Nenhuma parte desta obra pode ser apropriada e estocada em sistema de banco de dados ou processo similar, em qualquer forma ou meio, seja eletrônico, de fotocópia, gravação etc., sem a permissão do detentor do copirraite.

Editora Nova Fronteira Participações S.A.
Rua Candelária, 60 — 7.º andar — Centro — 20091-020
Rio de Janeiro — RJ — Brasil
Tel.: (21) 3882-8200

Imagem de miolo: Shutterstock-majivecka
Imagens das p.46, 71, 75, 85 e 119: ©Helena Sutcliffe

DADOS INTERNACIONAIS DE CATALOGAÇÃO NA PUBLICAÇÃO (CIP)

L896p Lovatt, Dr. Peter
O poder da dança: A ciência e a arte de se tornar mais forte, mais esperto e mais feliz/ Dr. Peter Lovatt; tradução de Isabela Sampaio; prefácio de Carlinhos de Jesus. — Rio de Janeiro: Agir, 2023.
160 p.; 15,5 x 23 cm

Título original: *The dance cure: The surprising secret to being smarter, stronger, happier*
ISBN: 978-65-5837-128-1

1. Autoajuda. 2. Bem-estar. I. Sampaio, Isabela. II. Título.

CDD: 793.7
CDU: 793.7

André Queiroz – CRB-4/2242

Conheça outros livros da editora:

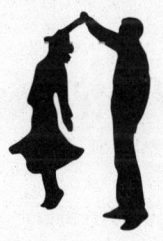

*Para minha mãe, por me dar o dom da dança.
Para minha esposa, Lindsey, por dançar comigo todos os dias.*

PREFÁCIO 10
INTRODUÇÃO 14

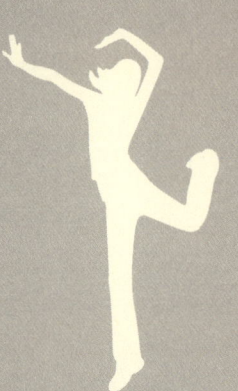

1 **MINHA HISTÓRIA** 20

2 **UMA LINGUAGEM UNIVERSAL** 38

3 **A DANÇA E O CÉREBRO** 60

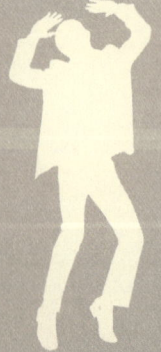

4 **EMOÇÕES EM MOVIMENTO** 92

5 **O QUE IMPEDE AS PESSOAS DE DANÇAR** 102

6 **O PODER DA DANÇA** 120

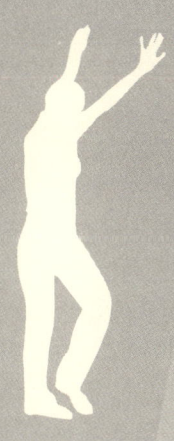

CONCLUSÃO: VAMOS DANÇAR 138

A FARMÁCIA DA DANÇA 144

REFERÊNCIAS BIBLIOGRÁFICAS 150

AGRADECIMENTOS 154

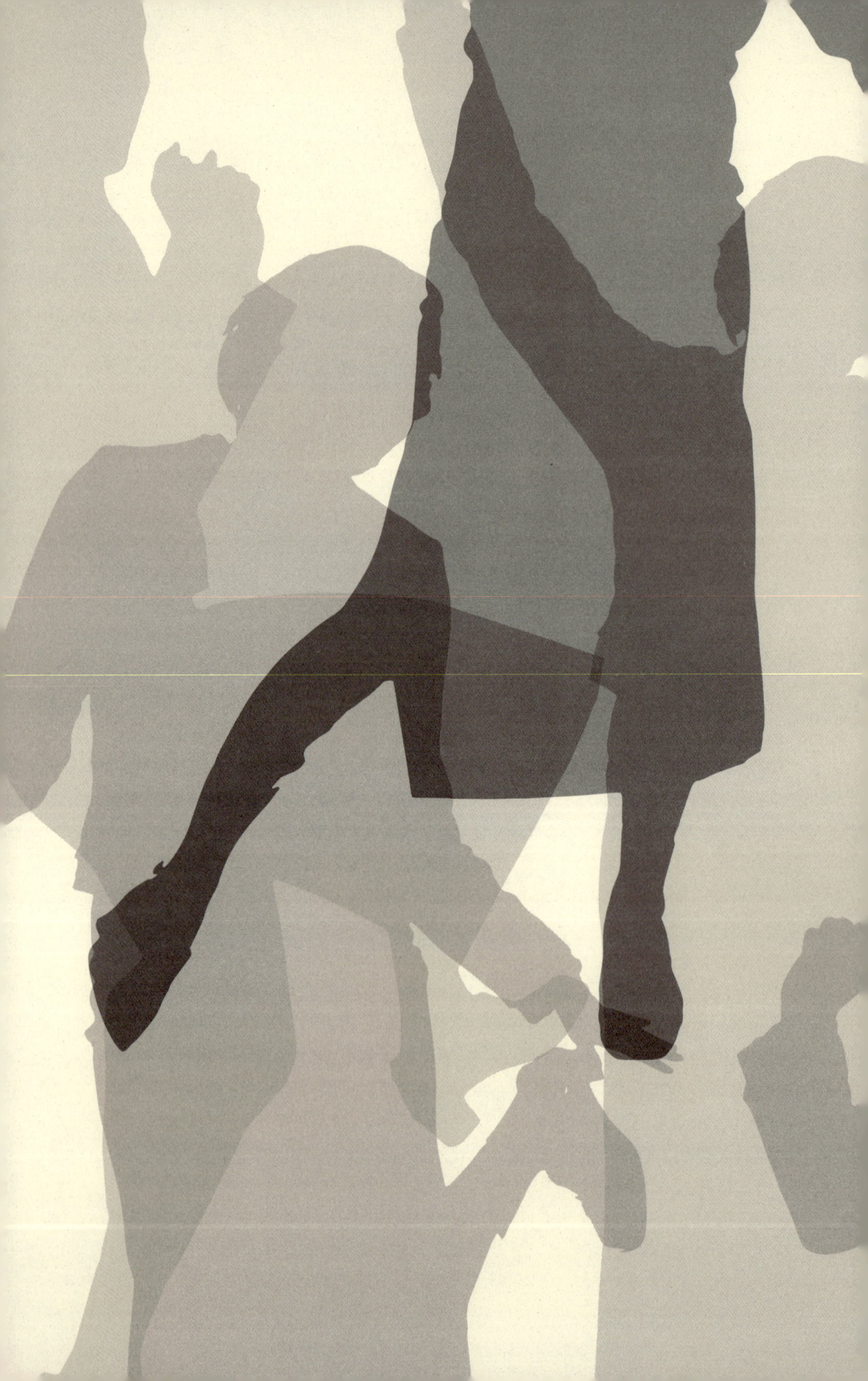

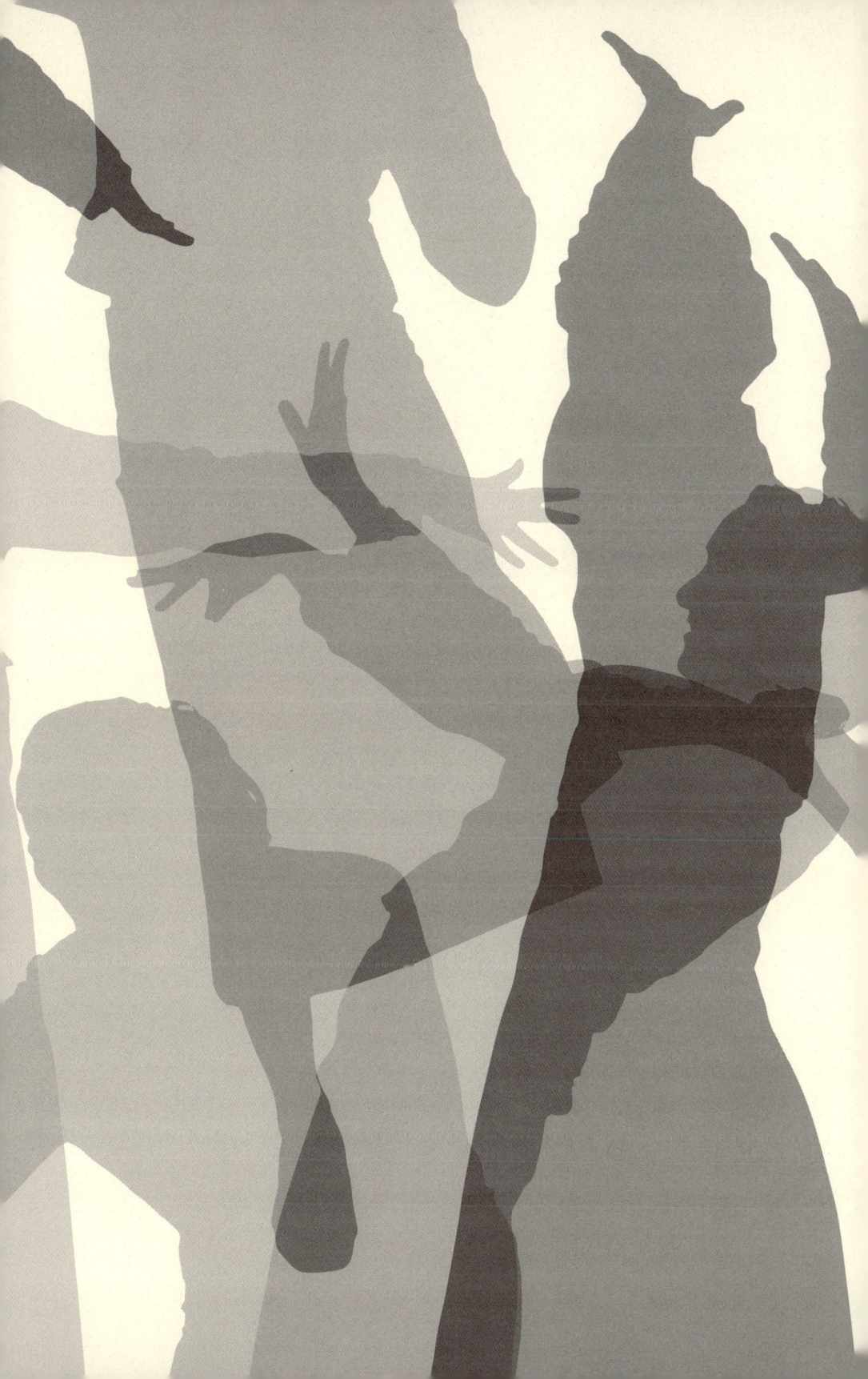

PREFÁCIO

Desde os oito anos de idade, tenho a dança como principal atividade. Percebi cedo que esta prática, além de prazerosa e divertida, me trazia melhor desenvoltura mental, motora, postural e autoestima nas alturas. Meu desempenho na escola era bom e eu era considerado um aluno muito inteligente. Nas festas, era disputado no salão e não negava nenhuma dança. Sigo dançando até hoje para viver, permanecer saudável e consciente e posso dizer que a dança é a minha fonte de renda, de felicidade e de energia. Sem ela não imagino o que seria da minha história.

Costumo dizer que qualquer pessoa é capaz de dançar, e é verdade. Os movimentos cotidianos também são ritmo, equilíbrio e coreografia. É a consciência corporal que eleva esses movimentos a outro patamar, e é a nossa criatividade que ressignifica e dá infinitas formas de interpretação a eles. Em todas as culturas, a dança tem papel importante, seja como ritual religioso, instrumento de comunicação, atividade social ou exercício lúdico. O fato é que é uma das principais práticas coletivas em todas as representações populares conhecidas até hoje.

Em tempos atuais, em que a pandemia nos trouxe sequelas físicas, mentais e sociais e reforçou ainda mais o sedentarismo, problema já conhecido na nossa sociedade, a dança se mostrou um potente remédio. Através dela é possível recuperar o viço perdido. Não é apenas movimento, é expressão, comunicação, troca, suor,

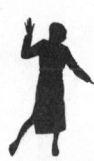

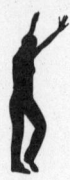

ritmo, leveza, e, de quebra, uma atividade corporal ótima, capaz de eliminar quilos e angústias. Muito do que se busca na academia e na terapia pode ser encontrado em uma escola de dança.

Ao contrário de andar em uma esteira, a dança exige esforço mental e coordenação para sincronizar os passos com o parceiro, acompanhando ritmo e música. A memória é peça-chave nessa engrenagem, e exercitá-la é essencial para manter nossa capacidade cognitiva. Tenho alunos de todas as idades. Os mais idosos e aposentados relatam que dançar os faz tirar o pijama e sair de casa, torna-os mais falantes, alegres, fortes e engajados, sem contar que a coordenação motora, equilíbrio e flexibilidade adquiridos com a prática os ajudam na realização das diferentes tarefas do dia a dia.

A dança é libertadora, capaz de transformar a autoestima, principal caminho para a tão almejada felicidade. E isso tem embasamento científico. Como o próprio dr. Peter Lovatt explica, a dopamina liberada enquanto dançamos nos ajuda a superar os sentimentos negativos.

A arte me possibilita expressar sentimentos e emoções e divulgar a cultura do meu país. Acredito e encaro a minha atividade profissional com seriedade, responsabilidade e a certeza de que a dança pode mudar a maneira como pensamos e sentimos. De fato, quem dança é mais feliz.

CARLINHOS DE JESUS

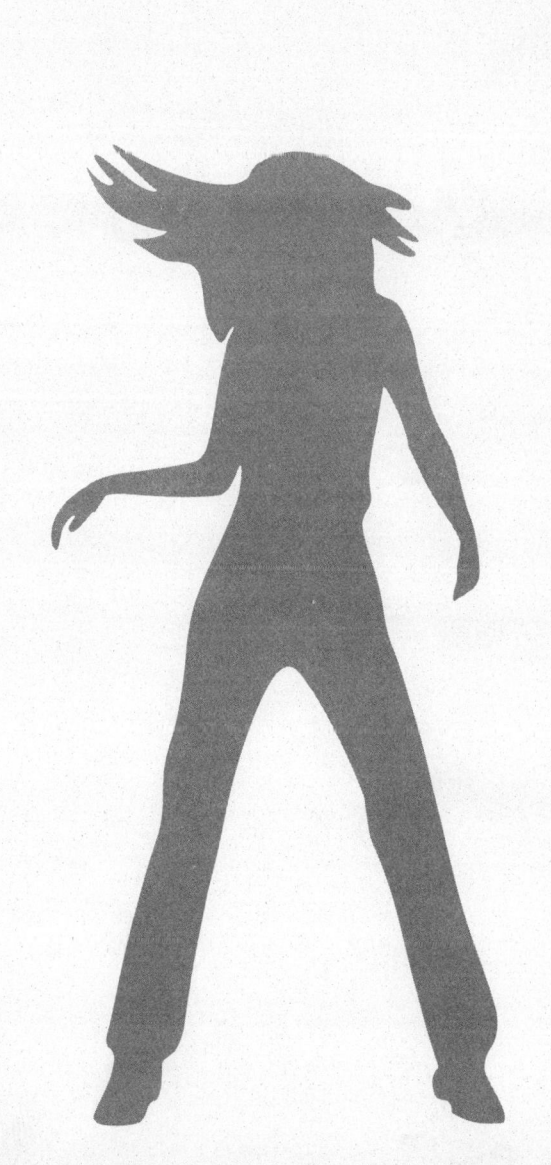

INTRODUÇÃO

Nascemos para dançar. A dança muda nosso modo de sentir e de pensar, além de elevar a nossa autoestima. Nós nos comunicamos por meio da dança: assim como a maneira que nos movemos é influenciada por nossas emoções, podemos também reconhecer o estado emocional de um indivíduo a partir da forma como ele se movimenta. Além disso, nossos movimentos subconscientes são influenciados pela composição genética e hormonal. Assim, o ato de dançar une nosso corpo, nossa mente e nossos hormônios — não à toa é uma atividade tão poderosa que faz com que nos sintamos fabulosos.

Neste livro, levarei você a uma aventura enquanto exploro nosso ímpeto e nosso desejo de dançar. É uma história mais antiga do que a civilização, que precede a linguagem e ditou as regras das sociedades humanas antes do nascimento da religião organizada. É uma história repleta de conflitos, ciúmes e amores proibidos.

Como professor e psicólogo da dança, testemunhei o modo como essa atividade já mudou a vida de centenas de pessoas. Alguns anos atrás havia uma mulher de trinta e tantos anos que frequentava minhas aulas. Semana após semana, ela chegava dez minutos adiantada e eu fazia aquelas perguntas rotineiras para "novos alunos": ela já havia feito alguma aula de dança antes? Tinha alguma lesão? E toda semana ela precisava me lembrar de que não era uma aluna nova, que já tinha vindo na semana anterior... e

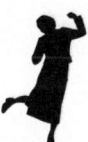

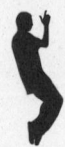

nós dois dávamos risadas nervosas. Isso aconteceu quatro semanas seguidas — para o meu constrangimento — até que finalmente entendi o que estava acontecendo.

O estúdio onde eu dava aula tinha um espelho. E, naquela quarta semana, usei o espelho para dar parte da lição. Enquanto examinava a sala pelo reflexo, meus olhos pousaram numa mulher que não reconheci, que não devo ter notado no início da aula. E então, quando me virei de frente para os alunos e todo mundo parou de dançar, eu percebi: era a mulher que eu nunca reconhecia. Ao observá-la seguindo em direção ao vestiário, de repente ficou nítido: havia uma desconexão completa entre a *persona* daquela mulher em cima e fora do palco. Ao chegar antes da aula, ela parecia ansiosa, cansada e desgastada, além de caminhar com passos pesados e desengonçados. Mas, quando dançava, ela ganhava vida. Seus olhos se iluminavam e ela parecia mais alta e mais relaxada. Movimentava-se com passos leves e os braços flutuavam. Ao dançar, ela se entregava à alegria.

Virginia Woolf, não necessariamente alguém que associamos a uma dança livre e sem amarras, descreve esse poder de uma bela maneira. Aos 21 anos, deitada na cama numa noite de inverno, Virginia escreve sobre ser atraída para a janela pelo som da música e das risadas de uma festa do outro lado da rua: "A música dançante [...] desperta algum instinto bárbaro — ela te faz esquecer séculos de civilização em um segundo e ceder àquela estranha paixão que nos faz rodopiar loucamente pelo recinto [...]. É como se uma rápida correnteza nos carregasse."

Já vi esse poder transformador em homens e mulheres, sejam jovens ou mais velhos. Já o vi em pessoas que dançaram por muitos anos e já o vi em pessoas para quem a dança é uma experiência nova. Já o vi até mesmo em empresários que me disseram que não dançavam e de fato não sabiam dançar. E não tem nada a ver com o nível de habilidade de alguém, nem com nenhum estilo de dança específico. Já o vi em pessoas que improvisam danças em boates ou praticam balé e outras formas clássicas, como danças indianas; já o vi em formas modernas, como o jazz, o sapateado e a dança contemporânea; em danças de casal, como as de salão e as latinas, e em formas sociais, como a dança em linha. O que todas essas modalidades têm em comum é exigirem um tipo específico de comunicação entre o cérebro e o corpo — realizando movimentos que podem conectar as pessoas a si mesmas e aos outros.

É possível notar um tipo especial de beleza nas pessoas quando elas dançam. Não estou falando de beleza no sentido físico. A beleza visível por meio da dança não tem nada a ver com o tamanho ou com o formato de nosso corpo. Trata-se do tipo de beleza que transbordamos quando estamos felizes, despreocupados e vivendo o presente. A dança conecta as pessoas ao aqui e agora. Certa vez, uma pessoa ao me dar aulas de balé me disse que "dança é movimento e movimento é vida". A dança traz à tona a essência da vida de uma pessoa.

No meu caso, a dança foi transformadora de um modo notavelmente prático também. No Capítulo 1, explicarei como, de profissional da dança sem formação acadêmica, acabei me tornando cientista com uma linha de pesquisa na Universidade de Cambridge — e como cheguei lá por meio da dança. Na verdade, foi em grande medida graças à dança que, na idade relativamente avançada de 23 anos, aprendi a ler.

Já fizeram um sem-número de pesquisas relacionadas à dança nas áreas da neurociência, cognição, biologia, medicina, antropologia e teoria evolucionista, e as conclusões são evidentes: elas mostram que o ato de dançar traz mudanças físicas e psicológicas específicas que podem desempenhar um papel importante em nossa vida.

Neste livro, descreverei como a dança afeta nosso processamento mental — ou seja, o que e como pensamos — e nossas emoções. Dançar pode diminuir a ansiedade, em parte por fazer com que nos concentremos em nós mesmos e vivamos o momento. No aspecto físico, a dança nos permite controlar a tensão e o relaxamento de áreas-chave do corpo, levando-nos a nos movimentarmos com um propósito diferente de, digamos, quando caminhamos para chegar do ponto A ao ponto B, ou quando corremos como prática de exercício. Explicarei como nossos estados físico e psicológico estão intimamente relacionados e como uma mudança em um deles acarretará em uma mudança no outro.

Depois de passar pela parte científica, mostrarei uma série de técnicas simples por meio das quais você pode usar a dança para melhorar sua vida. A partir de resultados obtidos em testes em

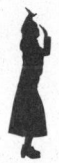

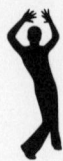 laboratório, criei um conjunto único de combinações e passos de dança feitos sob medida para produzir efeitos específicos e mudanças emocionais. O modo como movemos nosso corpo nos afeta em vários níveis diferentes. Algumas combinações de movimentos podem nos acalmar e melhorar nosso humor; outras podem nos dar a sensação de energia e de foco; algumas podem nos ajudar a pensar

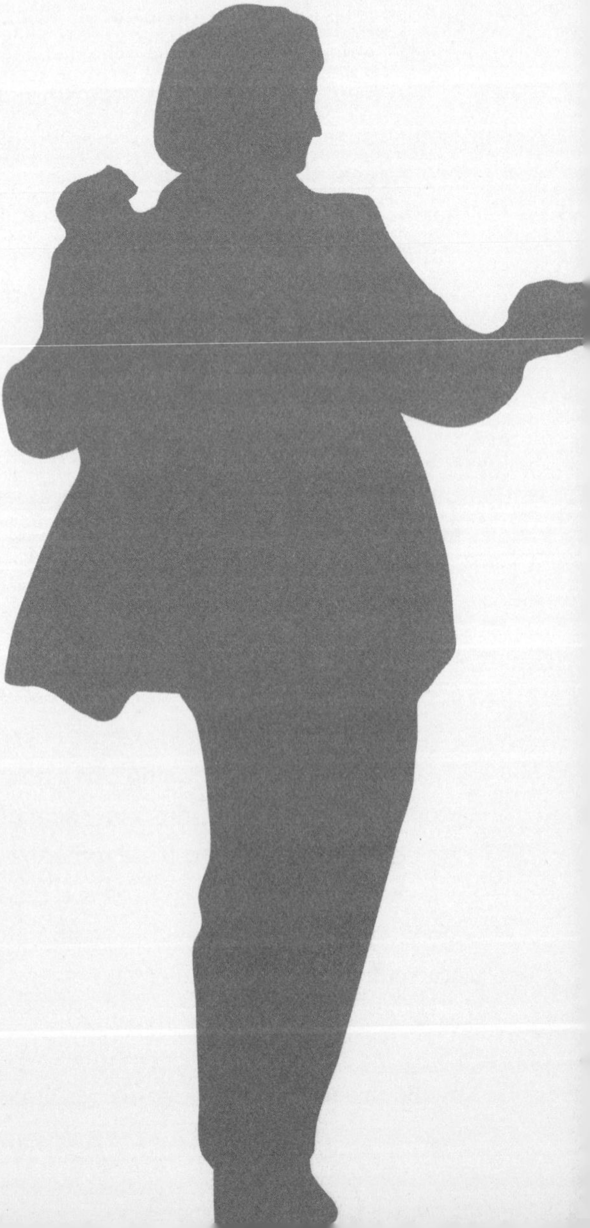

de maneira mais criativa e acelerar nossa capacidade de solucionar problemas; ainda há outras que podem nos fazer sentir mais fortes e confiantes. Além disso, essas mudanças ficam nítidas para as pessoas que nos cercam.

A dança é uma das formas de comunicação mais poderosas de que dispomos. Ela mudou minha vida. E pode mudar a sua também.

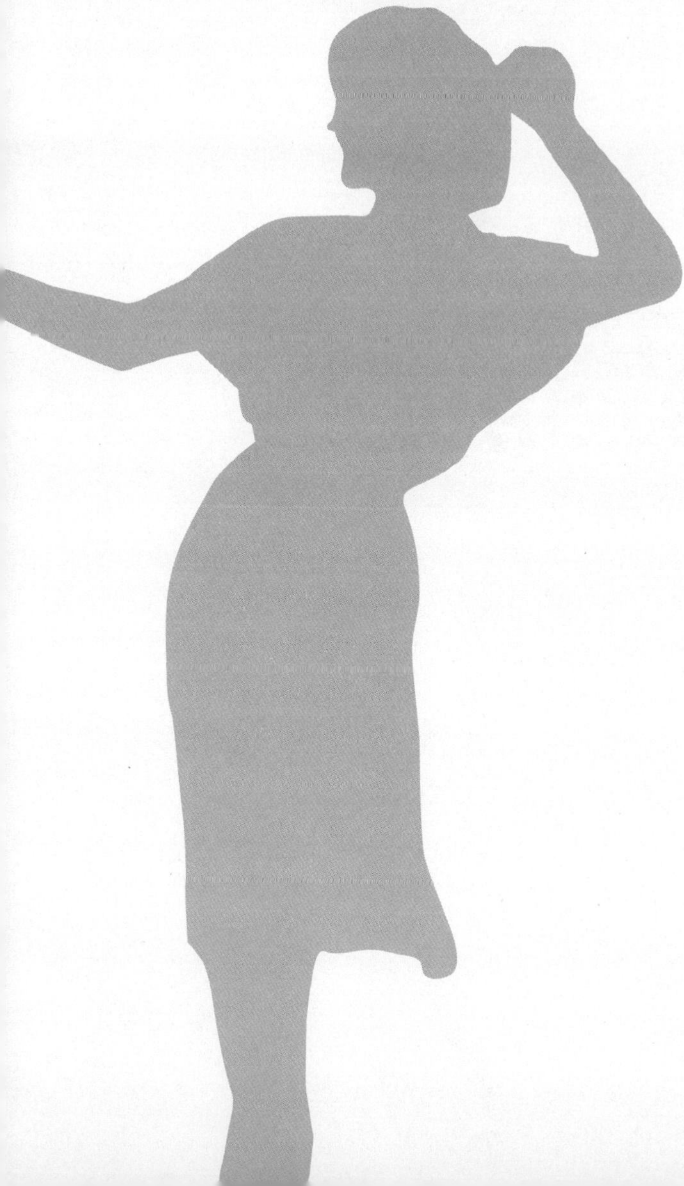

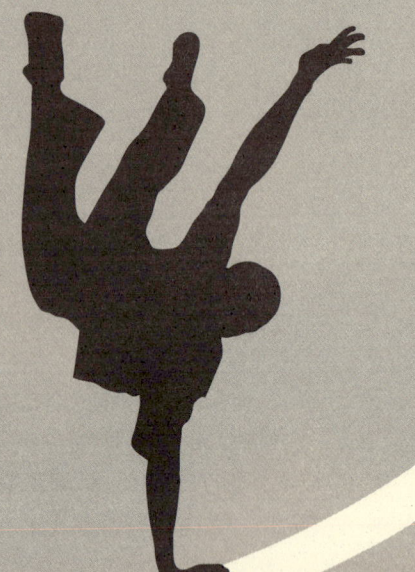

MINHA HISTÓRIA

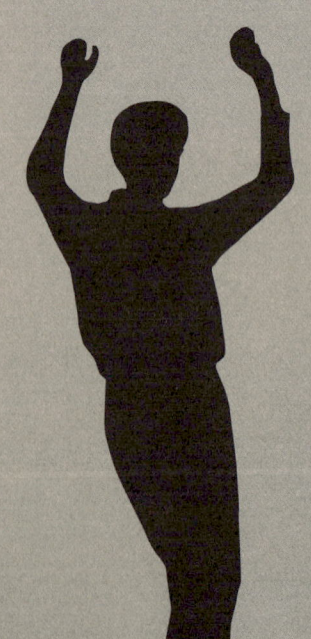

Quando danço, eu me sinto diferente de várias maneiras; tenho mais consciência das minhas emoções, acho mais fácil de me relacionar com as pessoas, minha mente parece menos caótica e, talvez o mais importante, me sinto mais "eu mesmo". Quando estou em movimento, ouvindo música, sentindo o ritmo, pulando, virando, saltando e me preparando para fazer uma pirueta dupla, tenho uma sensação de completude. O mundo ganha uma visualidade, uma sonoridade e uma sensação diferentes. Meus pulmões e meu coração se enchem de uma inspiração expansiva e eu flutuo, voo e me sinto completamente livre.

Também penso melhor quando estou em movimento. Ficar parado nunca foi algo natural para mim. Eu não paro quieto, me remexo e me distraio com sons, luzes, cheiros e com a sensação das roupas em contato com a minha pele. Quando meu corpo está parado, minha mente dispara de um pensamento para o outro, girando em círculos. O movimento dá ordem e forma aos meus pensamentos — além disso, o interessante é que diferentes tipos de dança parecem organizá-los de diferentes maneiras.

Como alguém que odeia ficar sentado, eu odiava a escola. Eu a odiava também por outros motivos: achava as aulas difíceis — foi realmente uma luta aprender o mínimo da leitura e da escrita; e eu não conseguia me adaptar. Dito isso, também tive uma sorte imensa de haver um grupo de dança no ensino médio. O nome do grupo

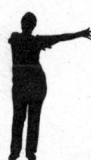

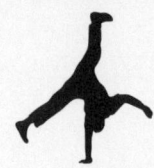

era Colour Supplement [Caderno Colorido], porque todos os dançarinos tinham que vestir macacões de lycra de diferentes cores. O meu era marrom. Talvez fosse por isso que pouquíssimos meninos faziam parte do Colour Supplement — na maioria das vezes, eu era o único. Enquanto os outros garotos do meu ano trocavam de roupa para uma partida de futebol, eu me espremia para caber em roupas de lycra e calçava sapatilhas de jazz.

O que para mim era natural para outras pessoas era o extremo oposto. E, lá pelo fim dos anos 1970, o povo não tinha vergonha de compartilhar o que pensava da gente. Meus colegas de classe não eram exceção à regra. Eu era chamado de bicha, veado, gayzinho, baitola, boiola, basicamente qualquer nome associado pejorativamente à homossexualidade na época. As pessoas gritavam esses termos quando eu passava — "E aí, veado, cadê seu tutu?" — e os escreviam nas lousas. Os insultos sem criatividade coincidiram com o início da puberdade e só foram parar quando eu confrontei um valentão particularmente perverso chamado Ian, cuja missão era me humilhar constantemente em público.

Certo dia, depois de terem descoberto um par de sapatilhas de balé na minha mochila, Ian partiu para a humilhação máxima. Vieram me dizer que ele queria me encontrar lá do outro lado do campo da escola, o que só podia significar uma coisa. Era ali que os meninos brigavam por garotas, honra, posição social e, naquele momento, pela primeira vez na minha escola, por conta de sapatilhas de balé. Não podia recuar. Atravessei o campo e atraí um bando de gente que veio atrás de mim. Parecia *Amor, sublime amor*. Todo mundo dava risadas animadas na expectativa de ver o Garoto Lycra levar uma surra. Ian tomou a iniciativa; ele disparou e partiu para cima de mim. Mas eu já estava acostumado com o peso de meninas sentadas nos meus ombros, então consegui aguentar o peso dele e, no fim das contas, empurrá-lo para longe. E então, como não estava habituado a deixar as pessoas caírem no chão, por instinto tentei segurá-lo enquanto ele caía e Ian acabou num mata-leão improvisado, com a cabeça dele despontando do meu braço. Eu nunca tinha socado alguém na vida, nem sequer tinha sentido essa vontade, mas aquela era uma oportunidade boa demais para deixar passar. Consegui lhe dar um soco por cada ano que ele fez da minha vida um tormento. Quatro socos firmes o atingiram em cheio no nariz com baques retumbantes. Nós nos separamos e nos encaramos em silêncio. Depois de alguns minutos, quando um glóbulo de sangue no nariz dele se transformou numa enxurrada, ele deu meia-volta e foi embora. Todo mundo ficou em silêncio até um menino no meio da multidão gritar atrás dele: "Quem é o veado agora, Ian?", e então todos caíram na risada. Isso foi um divisor de águas para mim na escola — além da liberdade para levar qualquer tipo de sapatilha de dança, esse episódio também me mostrou como dançar tinha me tornado uma pessoa fisicamente mais forte. Todas as flexões, os exercícios físicos e as atividades em dupla me deixaram musculoso. Ian e o grupinho dele nunca mais voltaram a me importunar.

Ao relembrar aquela época, fico aliviado por não ter sucumbido à pressão de parar de dançar. Tenho certeza de que teria sido mais fácil trocar as sapatilhas de balé pelas chuteiras, mas não consigo nem imaginar como minha vida teria se tornado vazia. Fico triste por todos os meninos que param de dançar logo após o início da puberdade. A pressão social é uma grande parte do problema, mas não são apenas os insultos lançados que impedem os meninos e os homens de dançar. A pressão pode vir de colegas, amigos e familiares, além do próprio mundo da dança, que pode ser um lugar pouco acolhedor caso você seja do sexo masculino. As lojas especializadas em artigos de dança costumam ser rosa, femininas e voltadas para crianças, e muitas delas também são lojas de fantasias. As aulas de dança muitas vezes são ministradas e repletas de garotas e, portanto, podem intimidar meninos e homens.

A outra grande questão que me fazia odiar a escola era a exigência constante de ter que ler e escrever, atividades que eu simplesmente era incapaz de fazer. Cresci nos anos 1970, quando a dislexia não tinha o amplo entendimento que tem hoje; e, como lia devagar, fui tachado de "atrasado" e, em geral, considerado "meio burrinho".

Na escola, eu sabia ler as palavras "cão" e "gato" e entendia a frase "o cão caiu no chão". Mas havia muitas palavras que eu não sabia pronunciar em voz alta e outras que eu simplesmente não

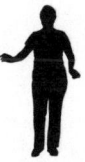

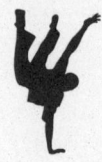 fazia a menor ideia de como soletrar, tipo "ritmo". Ainda tenho dificuldade de selecionar a grafia correta de duas palavras com sons parecidos. Imagine ouvir a seguinte frase e ter que anotá-la: "Ele se exibia na cozinha de casa." Eu percebia que as três palavras-chave, "exibia", "cozinha" e "casa", tinham sons parecidos e, sendo assim, imaginava que elas tivessem regras ortográficas semelhantes, mas não demorava a suar frio por saber, lá no fundo, que não tinham. Minha mente percorria as possibilidades, tentando resolver a ambiguidade, até que uma hora perdia por completo o significado da frase.

Minha dificuldade em aprender as regras exasperantes de leitura e de escrita produziu um efeito em cadeia em quase todos os demais aspectos escolares. Afinal, a educação que recebemos na escola se baseia num sistema de aprendizado que depende da leitura abrangente. Por exemplo: para aprender história, precisávamos ler a respeito em livros didáticos, e para demonstrar o quanto entendíamos de revolução industrial era necessário passar tudo para o papel. Eu sempre temia aquele momento da aula em que o professor dizia: "Abram o livro na página 230 e leiam até o fim do capítulo." Eu nunca chegava ao fim do capítulo. Sabia que seria inútil tentar, então me retirava para o meu próprio mundinho, encarava a paisagem fora da janela, me remexia, olhava à minha volta e, inevitavelmente, levava uma bronca por distrair outras pessoas.

Minha falta de envolvimento em sala de aula era vista como desobediência e o grupo de bagunceiros com quem acabei fazendo amizade não melhorava a situação. Eram todos alunos que também tinham dificuldade de ler. Como achavam as aulas entediantes, eles, assim como eu, procuravam estímulos em outros lugares. À medida que nossos atos de rebeldia iam ficando cada vez mais elaborados, o mesmo acontecia com nossos castigos, que passaram de detenções a fustigação (três açoites por vez) e, por fim, culminaram num período de suspensão da escola. Muitos de nós foram suspensos por trocar o carro de um professor de lugar e enfiar restos de maçã no escapamento — naquele dia, a escola foi um barato! Por fim, alguns desses amigos foram parar do lado errado da lei e outros chegaram até a passar um tempo detentos e presos. Eu tive sorte; a dança salvou minha vida.

Entretanto, não preciso nem dizer que saí da escola sem nenhuma carta de recomendação. Embora eu não fosse obrigado a fazer as provas de história ou de geografia, tinha que fazer as de inglês, o que resultou em um fracasso retumbante atrás do outro. Aos 16 anos, jamais passaria pela minha cabeça que um dia iria entrar numa editora famosa em Bloomsbury e falar sobre um livro que eu havia escrito. Aos 16, eu era um analfabeto funcional. Nunca tinha lido um livro e achava quase impossível compreender padrões complexos na escrita.

Depois da escola, fui estudar teatro e artes criativas na faculdade local por dois anos, experiência que amei. Em seguida, estudei dança e teatro musical por mais três anos na GSA, a prestigiosa Guildford School of Acting, famosa na época por ter um ex-aluno em cada um dos musicais em cartaz nos teatros de West End. Aqueles cinco anos de treinamento foram incríveis. Todos os dias eram tomados, da manhã ao fim da tarde, por aulas de dança (balé, sapateado, jazz, dança a caráter, *pas de deux*, folclórica, contemporânea), voz, canto e atuação, com a oportunidade de se apresentar em diversos espetáculos de dança e de teatro musical todos os anos.

No meu segundo ano de GSA, havia apenas uma matéria que me fez penar, chamada "Apresentação". Toda semana recebíamos um tema ou o nome de um famoso letrista de teatro musical. Nossa missão era aprender uma música relacionada ao tema ou de autoria daquele letrista, coreografá-la, organizá-la, arranjar adereços e figurinos e apresentar a peça na semana seguinte diante dos diretores de dança, música, voz e atuação. Era aterrorizante. Eu amava o elemento performático do exercício, mas não era lá tão fã das críticas que vinham depois. Os professores não tinham papas na língua; eram cruéis, cheios de opiniões e ríspidos. Motivados pelo desejo de sermos os melhores artistas de teatro musical e sem tempo a perder com rodeios, era muito raro que falassem dos nossos acertos e, em vez disso, concentravam-se em nos dizer exatamente o que precisava de mudança e aprimoramento. Quanto melhor o aluno era, mais específicas e detalhadas eram as observações. Às vezes é difícil acreditar em nossas próprias habilidades quando encaramos uma avalanche de "correções", mas era isso que precisávamos fazer.

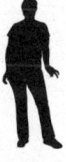

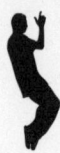

Tive muita sorte de trabalhar como dançarino profissional por vários anos. Meu primeiro trabalho fora da GSA foi com um espetáculo de variedades que fez turnê por toda a Inglaterra e a Escócia, apresentando-se em alguns dos maiores teatros regionais, como o Nottingham Theatre Royal, o Birmingham Hippodrome e o Sunderland Empire. Naquela turnê, aprendi um bocado sobre performances ao vivo; aprendi a surfar na onda de energia que emana de uma plateia de 1500 pessoas; e também a tentar entregar a mesma apresentação para 18 pessoas sentadas no fundo de um auditório quase vazio numa tarde ensolarada de quarta-feira.

Era muito mais fácil se apresentar para as mil e quinhentas pessoas, ainda mais no que dizia respeito ao bis da salva de palmas. Nosso espetáculo de variedades tinha uma banda que tocava ao vivo, um coro enorme e três cantores principais. Mas, para esse tipo de turnê, era normal ter uma trilha sonora ou um metrônomo tocando em segundo plano ao longo de toda a performance, até o bis final, para dar à música um som mais encorpado e orquestral. Nossas vozes também estavam na trilha sonora, de modo que, quando ficámos completamente sem fôlego chegando ao final de um grande número de música e dança, ainda era possível nos ouvir com nitidez de qualquer ponto do auditório. Isso significava que o espetáculo inteiro, inclusive os seis bis, precisava ser tocado de cabo a rabo assim que a trilha sonora começasse. Dava certo quando nos apresentávamos para casas lotadas, mas, quando a apresentação aconteceu num prédio praticamente vazio no Lakeside Country Club, onde os únicos espectadores eram minha antiga senhoria de Guilford junto com a filha e o marido perplexos, foi difícil manter o sorriso de gratidão no rosto ao começarmos o bis de número seis. Se eles não me conhecessem e não tivessem aparecido para dar apoio, tenho certeza de que teriam ido embora no intervalo e todos nós poderíamos ter ido dormir mais cedo.

Um dos meus últimos trabalhos de dança foi a bordo do navio a motor *Oceanos* como um dos quatro dançarinos num contrato de seis meses para apresentar uma variedade de shows, sete noites por semana, em mais de uma dezena de circuitos de duas semanas, ao redor das ilhas do Caribe.

Originalmente, um coreógrafo famoso da área do teatro musical havia me oferecido um contrato da Actors' Equity Association — que representa milhares de profissionais — para aparecer em uma pantomima* no Liverpool Empire. Mas, quando os planos deram errado, o escritório do coreógrafo me presenteou com o trabalho no navio de cruzeiro. Fiquei animadíssimo e presumi que o contrato seria bom. Eu deveria ter prestado atenção no ditado "Quando a esmola é demais, o santo desconfia". Bom, esse contrato certamente era esmola demais.

Depois de alguns meses no trabalho, fiquei sabendo que meus pagamentos não estavam caindo, como presumi, na minha conta bancária. Mas, quando perguntei se podia abandonar o navio, me disseram que não era uma opção e que, caso eu violasse o contrato, teria que pagar não só pelo meu próprio voo de volta ao Reino Unido, mas também pelo voo de um substituto para o Caribe e pelas duas semanas de ensaio, o que, não preciso nem dizer, eu não tinha como bancar. Naquela época, senti que minha única saída seria me comportar de modo tão esdrúxulo que acabaria sendo expulso do navio. E foi o que fizeram, sem nenhuma cerimônia, largando-me à própria sorte junto com um colega dançarino a quase cinco mil quilômetros de casa. Por sorte, meus pais me ajudaram. Apesar de não terem muito dinheiro, transferiram o que puderam para que eu pegasse um voo para casa.

De volta a Londres, fui aconselhado a processar a empresa para recuperar o dinheiro que ela me devia. Quando escrevi ao coreógrafo pedindo meu pagamento, ele respondeu dizendo que não me devia nenhum dinheiro e concluiu a carta com um: "PS: 'Caribe' tem um 'r' só." Todos aqueles sentimentos horríveis dos tempos da escola voltaram de uma só vez. A carta que eu tinha escrito estava recheada de erros ortográficos e a gramática, sem pé nem cabeça, é lógico. Eu não conseguia entender como alguém que tão obviamente me devia dinheiro era capaz de ser tão condescendente a ponto de se despedir corrigindo minha ortografia.

Acontece que o contrato que eu havia assinado não era da Equity, portanto a Equity não pôde me ajudar. (A Equity é o sin-

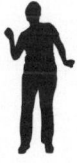

---

* Peça de teatro feita com mímica; ação ou efeito de se exprimir por meio de gestos. (N.E.)

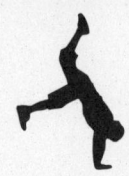

dicato dos artistas e, entre outras atribuições, protege os artistas de serem maltratados pelos empregadores.) Fui empurrado de um lado para o outro e não ficou explícito em qual jurisdição eu deveria apresentar uma reclamação. No fim das contas, abri mão do dinheiro, mas a experiência me fez reconhecer a necessidade de uma mudança na minha vida. Eu não gostava da sensação de poder ser enganado com tanta facilidade e me dei conta de que minha dificuldade de leitura era parte do problema.

Passei o verão trabalhando para reembolsar minha senhoria e para recuperar o equilíbrio financeiro. Foi nesse período que conheci um grupo de pessoas letradas que estudavam em universidades de prestígio. O grupo era formado por garotas e garotos articulados, cultos, vividos e, acima de tudo, extremamente confiantes. Eles davam a impressão de serem capazes de fazer tudo a que se propunham. E tiveram um efeito profundo na minha vida.

Frank era o macho alfa do grupo. Ele havia sido representante de turma em uma escola pública famosa e, quando o conheci, estudava Literatura na Universidade de Oxford. Os pais dele eram ricos de uma maneira que estava além da minha compreensão e a vida dele era o extremo oposto da minha. Por mais que Frank entendesse de assuntos internacionais, política e belas-artes, e tivesse uma bagagem escolar cheia de qualificações, eu gostava e me sentia confortável na companhia dele. Eu tinha meus sucessos na dança e nas artes cênicas e ele tinha os dele como um subproduto de uma educação tradicional. Nós dois tínhamos talentos distintos — até Frank pular para o meu mundo. Em Oxford, ele organizou uma produção de *Abigail's Party*, de Mike Leigh, e me convidou para a apresentação na faculdade dele. Aceitei o convite achando que seria uma porcaria. Mas, é lógico, não foi. Ele fizera um ótimo trabalho. No dia seguinte, saí de Oxford me sentindo irritadiço, traído e humilhado. Antes, eu sentia que era o oposto de Frank, mas igual. No entanto, sua conquista como diretor fez tudo desandar.

Remoí esse pensamento por semanas; minha cabeça estava a mil. Parecia-me que a única diferença real entre mim e o grupo de amigos letrados de Frank era que eles passaram a vida toda estudando livros e palavras que eu não tinha estudado; aquilo que não conseguia estudar. Senti que estava ficando de fora de ótimas conversas a respeito de assuntos sobre os quais eu nada sabia porque não estava lendo. Eu tinha duas opções: continuar sendo a pessoa que tinha falhado com as palavras ou aprender a superar essas lacunas.

Fiz meu aquecimento para uma maratona de leitura com *A cruz e o punhal*, de David Wilkerson. Escolhi esse livro porque uma das garotas do grupo tinha acabado de ler tudo em poucos dias. Decidi abordar a leitura como se estivesse aprendendo uma nova dança. Sabia que não entenderia cada frase, nem mesmo cada palavra, mas pensei que, se conseguisse encontrar um ritmo ou conjuntos de ritmos diferentes dentro da história, daria para destrinchá-la e aprendê-la "um oito de cada vez". Outra coisa que eu também tinha aprendido com a dança era que a perfeição se alcança com horas e mais horas de prática e que o sucesso vem gradualmente. O ato de dançar tem várias camadas e é possível aprender, uma camada por vez, uma nova dança. Para fazer isso, um professor de dança ou coreógrafo primeiro nos daria um gostinho da peça apresentando o contexto: talvez pudéssemos dançar uma cena de *Romeu e Julieta* e era necessário representar um desejo proibido. Então teríamos acesso à estrutura básica: que seria um *pas de deux*, uma dança para dois. Veríamos os tipos de movimento: os levantamentos e os contornos, e o tamanho do espaço que ocuparíamos no estúdio. Discutiríamos para quem era a peça e o que o público poderia esperar; quem sabe ouviríamos a música e pensaríamos no clima do espetáculo. Só aí criaríamos ou aprenderíamos uma coreografia, a verdadeira sequência de movimentos — mas aos poucos, primeiro aprendendo a mover os pés antes de acrescentar impulso aos braços. Aprender uma rotina de dança, "um oito de cada vez", significa tudo isso.

Assim, comecei a ler. Sempre que aparecia uma palavra cuja pronúncia eu não sabia, simplesmente inventava um som para ela. Ninguém poderia me repreender se eu lesse "yacht" (iate em inglês) como outra coisa que não uma palavra que rimasse com "late". O mais perto que cheguei foi pôr um som de "y" na frente de "act" para formar "y-act". Ainda não consigo entender a lógica de como pronunciar "-acht". Senti que, se os arranjos das letras nas palavras podiam ser arbitrários, então o som na minha cabeça também podia ser. Sempre que havia uma frase longa com várias orações,

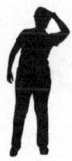

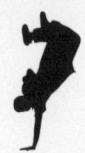
eu simplesmente a dividia, como faria com uma coreografia, e, em vez de me perder em diversas interpretações, eu optava por uma e tentava ignorar as outras a menos que minha interpretação viesse a ser obviamente errada. Tudo isso levou muito tempo.

Muitos anos mais tarde, quando estava trabalhando como psicólogo da dança, conduzi um experimento para verificar como pessoas que não dançam compreendem a dança contemporânea e percebi uma semelhança entre como elas lutavam para decifrá-la e como eu lutava para processar sequências de palavras. O experimento era um "protocolo de pensar em voz alta" em que os participantes deveriam dizer o que quer que lhes viesse à mente enquanto realizavam uma tarefa, nesse caso a de assistir a um espetáculo de dança. As pessoas falavam e eu registrava o fluxo de consciência que saía delas. Descobri que algumas pessoas simplesmente descreviam o que estavam vendo como se assistissem a uma série de formas sem sentido. Algumas falavam das diferenças entre as próprias habilidades e as dos dançarinos; algumas tentavam dar sentido ao que estavam vendo com a criação de uma narrativa, mas, quando os movimentos não se adequavam àquela narrativa, elas mudavam de história. Quando os participantes já haviam tentado diversas narrativas possíveis que não funcionavam, às vezes desistiam e diziam não fazer ideia do que estava acontecendo na performance. Era evidente que não havia uma "forma única", nem mesmo uma "forma certa" de interpretar a dança, e os não dançarinos tinham a mesma dificuldade de compreender sequências de movimentos que os alguns leitores tinham de compreender sequências de palavras.

No fim do outono, início da temporada das pantomimas, eu sabia que as coisas estavam mudando. Começar a ler tinha me dado mais confiança e mudado minha forma de ver o mundo. Sempre encarei a dança como algo natural, dava por certo. Achava fácil. Alguém me mostrava uma série de passos e eu me lembrava deles. Meu corpo parecia armazenar memórias de padrões de movimento e eu passava naturalmente de uma forma para outra. Comecei a ver a dança de um jeito diferente. Eu me dei conta de que os dançarinos são capazes de fazer algo extraordinário: saber padrões de movimentos de cor e lembrar-se de longas sequências de movimentos não é pouca coisa. Também me ocorreu que a carga mental que a dança exige é muito mais pesada do que a de outras artes cênicas.

Os dançarinos precisam aprender milhares de mudanças sutis na posição do corpo só de observar alguém demonstrando esses movimentos. Eles não anotam os passos nem recebem um livro com os movimentos por escrito. Imagine se os atores ou os músicos tivessem que decorar seus papéis dessa maneira. Quando os dançarinos vão para casa no fim dos ensaios, precisam praticar, mas não têm nada que os lembre dos passos de dança a não ser a música e sua própria memória fantástica.

Assim que eu percebi que era capaz de aprender e entender milhares de horas de padrões de movimentos complexos ao longo da minha vida como dançarino profissional, entendi que deveria conseguir aplicar essa habilidade para assimilar informações apresentadas em forma de palavras escritas e, portanto, estudar atualidades, literatura e ciência. Eu só precisava de uma porta de entrada, e essa porta foi a dança. No fim de janeiro, quando a temporada das pantomimas terminou, abandonei minha vida em Londres e, sem nenhuma qualificação, a não ser um certificado vocacional em Drama e um diploma da Guildford School of Acting, dei início a um novo caminho. Às vezes, quando precisamos tomar uma decisão transformadora, é necessário alterar nossos hábitos do dia a dia e mudar de ambiente. Comprei uma passagem para o Canadá e peguei um trem de Montreal a Vancouver. Passei praticamente cinco mil quilômetros lendo poesia. Sentir o balanço do trem criava uma conexão física com as palavras na página. O ritmo e os ruídos tornaram-se uma trilha sonora que transformou as palavras em letras de música. Ouvir a mim mesmo lendo era como ouvir um rap de autoria própria, e isso me compeliu a me mexer, o que tornou as palavras viciantes. Ainda acho quase impossível ficar parado ao ler "Ó Capitão! Meu Capitão!", de Walt Whitman. O poema exige movimento e, às vezes, até mesmo palmas duplas no fim do segundo verso: "Ó capitão! Meu capitão! Nossa viagem medonha terminou; o barco venceu todas as tormentas, o prêmio que perseguimos foi ganho." [Clap-clap!] **

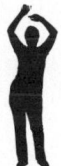

** Whitman, Walt. *Folhas de Relva*. Seleção e tradução de Geir Campos. Ilustrações de Darcy Penteado. Ed. Civilização Brasileira. Rio de Janeiro, 1964. (N.T.)

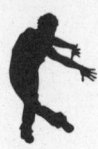

Depois de passar por diversas bombas de varetas de sucção e pelas Montanhas Rochosas, aprendi que, quando nos movemos fisicamente com as informações, elas ganham uma textura diferente; é como caminhar na areia, nas pedras ou na grama. Descobrimos novas qualidades no solo quando o sentimos debaixo dos pés, em vez de simplesmente olhar a superfície — e acredito que, com as palavras, seja a mesma coisa. Ali, inertes na página, todas elas parecem insossas, mas, quando me movimento com elas, a relação muda; eu as sinto de uma perspectiva diferente e, enquanto algumas me dão o mesmo prazer de deitar num gramado recém-cortado, outras me desafiam a manter o equilíbrio, como quando caminho por uma praia rochosa. Essa viagem de trem me ensinou a dançar com as palavras.

Alguns meses depois, comprei um exemplar de *Anna Kariênina*, de Tolstói. (Traduzido para a minha língua, é lógico.) Durante a leitura, me apaixonei pela primeira vez por uma personagem que eu só conhecia por meio da palavra escrita. Eu me apaixonei por Kitty. Não conseguia parar de ler a respeito dela. Preocupei-me com ela quando o livro acabou; senti a emoção de esperar pela aparição dela na página seguinte; senti inveja de Levin, o marido; e senti uma dolorosa sensação de desesperança com meu amor não correspondido. Não havia absolutamente nada que eu pudesse fazer para que Kitty me notasse. Terminei a leitura de coração partido, uma pessoa transformada. Li *Ressurreição* e, então, passei para Turguêniev e Dostoiévski. Mais de trinta anos depois, ainda tenho meu exemplar usado de *The Great Short Works of Fyodor Dostoevsky* com a assinatura de uma aluna de Harvard chamada Kelly. Essa simples inscrição tornou-se outro sinal e reforçou minha crença de que esses livros, mais cedo ou mais tarde, me levariam às ilustres torres de Oxbridge, onde um belo dia eu ganharia meu paletó de veludo cotelê com cotoveleiras. Eu parecia um transatlântico; quando comecei, segui em frente pelos mares, passando lentamente de um grande livro a outro.

No mundo real, entrar para a universidade foi mais difícil do que imaginei. Decidi estudar psicologia. Pensei que poderia combiná-la com o teatro e a dança e, quem sabe, passar por um treinamento para trabalhar com terapia por meio da dança ou do teatro e usar as artes criativas para ajudar as pessoas. Comprei e li livros de Freud e Jung e li estudos de caso, tais como *Dibs: Em busca de si mesmo*, *Cry Hard and Swim* e *O homem que confundiu sua mulher com um chapéu*. Contudo, nenhum desses livros oferecia explicações para as perguntas que eu tinha a respeito do assunto. Ao mesmo tempo, comecei a entrar em contato com os departamentos de psicologia de algumas faculdades para perguntar se eu poderia entrar para o curso deles. Eu não fazia ideia de como me candidatar às universidades, mas me disseram que seria necessário, no mínimo, um certificado de qualificação avançada para ser aprovado.

Eu me matriculei em um curso noturno a fim de estudar para uma qualificação avançada em psicologia. Para dar conta, tive que abrir mão do trabalho como dançarino profissional, já que precisava fixar residência em um lugar durante um ano e não podia trabalhar à noite. Assistia às aulas duas vezes por semana enquanto fazia inscrições formais por uma vaga na universidade e, no meio-tempo, fazia bicos como entregador. Estava tudo bem; tudo seguia conforme o plano. E então, durante um período de várias semanas no inverno, fui rejeitado pelas cinco universidades às quais tinha me candidatado. Foi um baque. Um baque e tanto. Manchester, Sheffield, UCL, Bristol e Durham disseram "não". Quando a quinta recusa chegou, já estava pronto para fugir. Parei de frequentar o curso noturno e me perguntei o que eu havia feito: abri mão de uma carreira de dançarino, a única coisa na qual era bom, a única coisa que me parecia natural, para ingressar na universidade — e não tinha conseguido vaga.

Durante esse período, comecei a namorar uma garota chamada Lindsey, que eu havia conhecido nas aulas noturnas. Ela também estava passando por uma mudança de carreira e precisava da qualificação avançada em psicologia para ingressar na universidade. Fora aceita na faculdade de sua escolha e estava se saindo muito bem no curso. Eu tinha faltado metade das aulas, mas Lindsey, depois de muita insistência, conseguiu me convencer a voltar para as últimas aulas do ano e fazer a prova. Estudamos juntos todas as noites durante um mês. Foi a melhor coisa que eu poderia ter feito, por dois motivos: em primeiro lugar, fiz a prova e passei — por pouco, mas era o suficiente para me manter no páreo acadêmico; e,

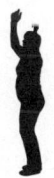

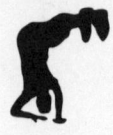

em segundo lugar, acabei me casando com Lindsey poucos meses depois e ela é minha companheira até hoje.

Passei a adotar uma abordagem mais estratégica para conseguir uma vaga na faculdade. Fui visitar diversos departamentos de psicologia das universidades e me encontrei com vários responsáveis pelo processo de admissão. Felizmente, uma das faculdades me fez uma oferta incondicional e dei início à minha jornada universitária na Froebel College, Universidade de Roehampton, em setembro de 1990. O espaço da Froebel College era lindo e me passava a sensação de que alguém tinha me pegado e me trazido de volta no tempo. Durante meus três anos lá, fiquei fascinado pela neurobiologia e pela neuropsicologia, que envolvem o estudo da composição biológica do cérebro e o que acontece com as pessoas quando o cérebro delas sofre algum dano.

Naquela época, dança e psicologia eram partes bem separadas da minha vida. Eu aprendia sobre psicologia no laboratório e dançava no estúdio, além de me apresentar em peças e shows — mas sabia que não queria estudar para ser terapeuta de dança. Meus pais trabalharam num hospital e eu estava convencido de que aquele não era o tipo de ambiente para mim. Eu queria outra coisa, mas não sabia o quê.

Eu me formei em Roehampton no ano de 1993 e ganhei uma bolsa federal para fazer mestrado em computação neural no Centro de Neurociências Cognitivas e Computacionais da Universidade de Stirling. A computação neural envolve a construção de modelos do cérebro em funcionamento com o uso da matemática e de redes artificiais. Nós éramos um grupinho esquisito de estudantes composto por cientistas da computação, físicos, matemáticos e psicólogos e nosso objetivo era descobrir como poderíamos construir modelos plausíveis do cérebro e então infligir "danos cerebrais" neles para que pudéssemos aprender como se recuperam. Era ambicioso. Em um primeiro momento, achei a matemática um tanto confusa. As aulas consistiam em um slide atrás do outro de fórmulas matemáticas, compostas pelo que pareciam ser centenas de símbolos gregos. Passava as noites aprendendo a distinguir e a nomear os símbolos de teta, delta, lambda (que eu achava que era uma escola de teatro). Foi um curso desafiador e a maior parte dos alunos era formada por pessoas introvertidas inteligentíssimas, capazes de absorver páginas e mais páginas de provas matemáticas do mesmo jeito que eu era capaz de aprender longas coreografias sem nenhuma necessidade de anotar nada. Tive dificuldade com cálculo e álgebra, mas acabei sobrevivendo e passei de Stirling à Universidade de Essex para uma bolsa de doutorado em psicologia cognitiva experimental. A psicologia cognitiva lida com a maneira como os seres humanos pensam, aprendem, solucionam problemas, fazem uso da linguagem, percebem o mundo e se lembram. A psicologia cognitiva experimental envolve um bocado de trabalho em laboratório. Passei três anos em um laboratório bem pequeno medindo quanto tempo as pessoas levavam para ler listas de palavras e, depois, vendo quais palavras eram as mais fáceis de lembrar. Eu estava tentando entender como as pessoas aprendem e conseguem se lembrar, com o objetivo de desenvolver programas de reabilitação apropriados para aqueles que sofrem de algum tipo de dano cerebral, em especial aqueles com problemas de memória e de linguagem.

Quando concluí o doutorado, fiz pós-doutorado no Centro de Pesquisa de Língua Inglesa e Linguística Aplicada, dentro da Faculdade de Inglês da Universidade de Cambridge. Como dançarino, eu estava acostumado a fazer testes para empregos em que centenas de candidatos eram peneirados ao longo de sucessivas rodadas de dança, mas minha entrevista em Cambridge foi completamente diferente de todas as experiências que eu já tivera na vida. Um processo de dois dias numa das universidades mais antigas e respeitadas do mundo — e que, para mim, era também uma espécie de lugar mágico, daqueles que encontramos no fim do arco-íris, com o qual havia passado os últimos sete anos sonhando.

Na Universidade de Cambridge, trabalhei como psicólogo em um projeto para examinar como as pessoas aprendem mais de um idioma. Estava interessado em saber como as pessoas "pensam" nesses diferentes idiomas e como armazenam e se lembram de palavras que podem ter significados iguais ou distintos de uma língua para a outra; meu objetivo também era entender como elas leem palavras novas (estrangeiras), as interpretam e depois aprendem a entender padrões linguísticos complexos. Também

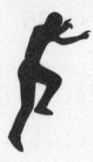 desenvolvi um interesse pela relação entre a dislexia e a memória. Pela primeira vez, comecei a ler a respeito de alguns dos problemas que as pessoas com dislexia têm ao ver, codificar e se lembrar das palavras. As descrições que eu li na literatura poderiam muito bem ter sido escritas sobre mim e os problemas que eu tinha com a leitura: a dificuldade de ler palavras de "exceção" (isso é, palavras cujo som não combina com as letras), a dificuldade de lembrar quais palavras se juntam em uma frase muito comprida e a dificuldade de se concentrar em palavras individuais em grandes blocos de texto. Aprender a respeito dos modelos cognitivos dessas dificuldades de leitura me ajudou a entender por que eu considerava ler uma atividade tão difícil e como eu tinha sido capaz de superar esses desafios.

O tempo que passei na Universidade de Cambridge marcou o fim de uma longa jornada. Dez anos mais tarde, eu contava com um bacharelado, um mestrado e um PhD em psicologia. A sensação era a de quem chega ao topo do Monte Everest. Portanto, fiz exatamente o que todo mundo faz quando chega ao cume de uma montanha: dei meia-volta e desci. Após dois anos, saí de Cambridge e comecei a planejar como combinaria minha experiência em psicologia com o assunto que eu mais amava no mundo: a dança. O resultado foi o Laboratório de Psicologia da Dança.

Ver a dança transformar a vida das pessoas é uma experiência impressionante. Alguns podem dizer que é mágico, mas seria um erro. Não há nada de mágico, místico ou espiritual no poder transformador da dança, mas, até o momento, tem sido um mistério. Organizei o Laboratório de Psicologia da Dança para poder usar técnicas científicas avançadas no estudo da relação entre o movimento e o cérebro, de modo a me ajudar a entender como e por que a dança é um comportamento humano tão poderoso. O que encontrei foi extraordinário: pessoas com mal de Parkinson e demência ganhando um novo sopro de vida; adolescentes com maior autoestima; redução de estresse e ansiedade nos adultos; estreitamento dos vínculos sociais entre as pessoas; e mudanças fundamentais na maneira como as pessoas pensam e solucionam problemas. Tudo graças à dança.

O Laboratório de Psicologia da Dança é meu lugar favorito no mundo, porque é onde eu posso trabalhar com bailarinos e cientistas a fim de explorar propostas científicas, e a pista de dança do laboratório é o trampolim por meio do qual posso saltar pelo mundo, trabalhando com corporações multinacionais, escolas, instituições de ensino e profissionais da saúde. No próximo capítulo, explicarei os segredos surpreendentes da dança e como eles podem lhe tornar alguém mais inteligente, mais forte e mais feliz.

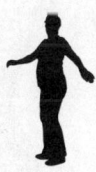

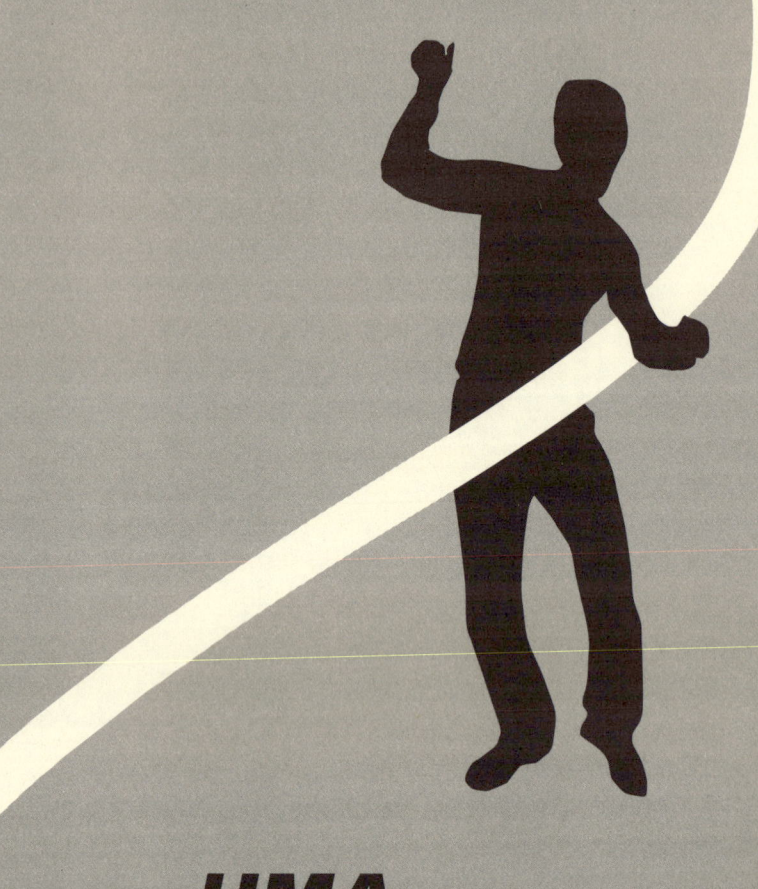

**UMA
LINGUAGEM
UNIVERSAL**

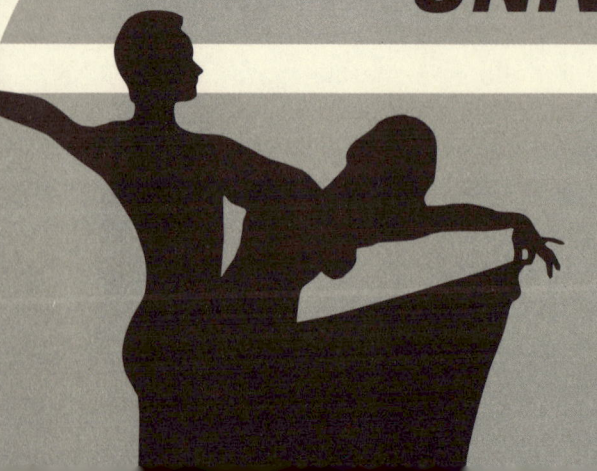

"Dançar. *v. intransitivo.* Saltar, saltitar, pular ou deslizar com passos calculados e movimentos rítmicos do corpo, em geral com acompanhamento de música, seja sozinho, com um parceiro ou em conjunto."
— THE OXFORD ENGLISH DICTIONARY

Para alguém que passou a vida toda dançando, a pergunta "O que é dançar?" *deveria* ser simples de responder. Sei reconhecer uma dança quando a vejo, e certamente a sinto quando a executo, mas definir o que é e o que não é dançar é uma questão muito mais difícil de responder do que se possa imaginar. Onde um movimento acaba e dá lugar à dança?

Se uma pessoa não está realizando nenhuma das ações listadas na definição do *OED*, será que podemos dizer que ela definitivamente não está dançando? Acho que não. Costumo dançar sem saltar, pular, saltitar ou deslizar; algumas vezes, danço sem uma coreografia calculada e, outras, não chego nem perto de fazer movimentos rítmicos. Portanto, acho que não podemos confiar nessa definição, já que ela não leva em conta a amplitude total do que é a dança e de como diferenciá-la da não dança.

Gosto muito mais desta descrição feita por Jacques D'Ambroise, o famoso dançarino e coreógrafo estadunidense: "Dançar é sua pulsação, seus batimentos cardíacos, sua respiração. É o ritmo da sua vida. É a expressão no tempo e no movimento, na felicidade, na alegria, na tristeza e na inveja."

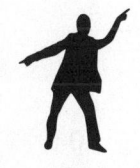

Eu amo essa citação. A dança é a expressão da emoção em movimento — o que também faz dela algo comunitário e, possivelmente, uma das atividades mais comunicativas e socialmente poderosas que existem. E é isso que vamos examinar na primeira parte do livro: como a dança constitui a base do sistema linguístico mais sofisticado que temos e como ritmos e movimentos compartilhados nos unem e nos ajudam a construir relacionamentos e confiança mútua. Se você achava que as palavras eram poderosas, espere só até ver o que o movimento é capaz de fazer.

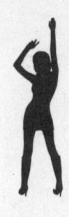

RITMO

OK, vamos lá, e 5, 6, 7, 8! O que sempre me encantou na música disco dos anos 1970 e 1980 é a batida hipnótica do ritmo 4/4:

1, 2, 3, 4,
1, 2, 3, 4,
1, 2, 3, 4,
1, 2, 3, 4...

Ouvir Donna Summer cantando "I Feel Love" por oito minutos seguidos me deixa em transe. Estruturadas em um esquema rítmico de quatro batidas, há camadas e mais camadas de cores que se transformam e esvaziam nosso cérebro de todo e qualquer pensamento; exatamente como a injeção de endorfina de um atleta levado pela monotonia repetitiva de seus passos. Obtenho a mesma sensação com uma batida constante. Sinto como se a música fosse um marionetista e todos os meus movimentos fossem involuntários. Se você não sabe do que estou falando, experimente e reserve um tempo para praticar; essa atividade produz uma sensação de fascínio e admiração. Procure o disco original de 12", de 1977. Não é necessário fazer nada de muito elaborado: simplesmente feche os olhos e concentre-se na música — fones de ouvido podem ajudar. Caso sinta um impulso de se mover, mantenha os movimentos discretos; se precisar de um ponto de partida, bata o pé ou o dedo, ou então balance a cabeça para cima e para baixo. Não deixe de seguir a batida regular forte — 1, 2, 3, 4 — e siga em frente até não pensar mais no que está fazendo. Não permita que o constrangimento destrua seu balanço. Entregue-se. Agora, deixe sua mente se aprofundar no ritmo. Você e a música. Ao manter a discrição dos movimentos, é possível praticar essa forma de dança sentado numa mesa, no ônibus e até mesmo caminhando na rua. Outra música disco com a qual você pode treinar é "Cuba", dos Gibson Brothers — preste atenção nas palmas sincopadas (aquelas palminhas batidas fora do compasso, bastante populares nos anos 1970), mais ou menos na metade da faixa. Elas vão aumentando ao longo dos últimos noventa segundos, então não deixe de acompanhá-las. E, é lógico, temos sempre o bom e velho Michael Jackson, que produz um belo 4/4 padrão em "Wanna Be Startin' Somethin".

O impulso de buscar padrões rítmicos em nosso ambiente e reagir fisicamente a eles é algo natural para os seres humanos. E começa desde muito cedo. Uma equipe de cientistas da Holanda e da Hungria descobriu, em um experimento de neurociência neonatal, que bebês de dois dias são capazes de reconhecer e de se lembrar de ritmos auditivos.[1] Os bebês foram vestidos com toucas equipadas de eletrodos na parte interna para medir a atividade elétrica no cérebro ao ouvirem uma música com baixo e bateria, mesmo enquanto estavam dormindo. O cérebro humano está sempre em atividade e reage constantemente ao que acontece tanto com o corpo quanto nos arredores. Há quem acredite que usamos apenas cerca de 10% do nosso cérebro em qualquer momento, mas isso não é verdade. Os neurônios do cérebro disparam constantemente: é como uma queima de fogos de Ano-Novo explodindo em nossa cabeça 24 horas por dia, 365 dias por ano. Foi isso que os cientistas conseguiram medir nos bebês: cada instante, cada estrondo, cada "oh" e "ah".

Então, os cientistas tocaram de novo a mesma música, mas, desta vez, retiraram algumas das batidas. A questão era: será que os bebês dariam falta? Bem, o cérebro dos bebês reagiu de maneira diferente quando ouviu o trecho da música que continha as batidas a menos, e isso convenceu os cientistas de que bebês com apenas dois dias de vida eram capazes de reconhecer e se lembrar de padrões rítmicos. Isso sugere que a capacidade de detectar uma batida em um som rítmico é algo inato.

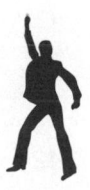

A percepção do ritmo é apenas a primeira parte do processo de desvendarmos a magia de "I Feel Love", de Donna Summer. O desejo, o impulso e a necessidade de se movimentar em resposta à música vem de um processo cerebral chamado "acoplamento sensório-motor", por meio do qual um som aciona as partes do cérebro responsáveis por gerar movimento, o que cria em nós um desejo de nos movermos ou de fato chega a fazer com que nos movamos. Os movimentos de diferentes partes do nosso corpo são controlados por diferentes partes do cérebro. O mesmo processo ocorre com o reflexo de sobressalto, ou seja, quando ouvimos um barulho repentino e inesperado que nos faz dar um pulo.

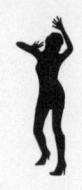

Um dos meus estudos universitários favoritos acerca do impulso de dançar foi conduzido na Califórnia.[2] Os cientistas queriam descobrir qual música tinha maiores chances de ativar a área sensório-motora do cérebro. Antes de continuar a leitura, você consegue adivinhar qual gênero musical — folk, rock, jazz ou R&B/soul — tem a probabilidade mais alta de fazer as pessoas sentirem vontade de se movimentar? E qual música em particular?

Para descobrir a resposta, os cientistas tocaram 148 amostras desses gêneros e perguntaram às pessoas o quanto cada uma lhes incitava um desejo de se movimentar. Eles descobriram que o R&B/soul era considerado mais dançante que o folk, o rock e o jazz e que, em geral, músicas mais rápidas eram classificadas como mais dançantes do que as lentas. A música mais dançante de todas foi "Superstition", faixa lançada por Stevie Wonder em 1972, um clássico do funky-soul.

Outra música que, para mim, suscita um forte desejo de movimento é "Soul Bossa Nova", de Quincy Jones, lançada em 1962. Dê uma ouvida e eu desafio você a ficar parado!

SINCRONICIDADE:
COMO A DANÇA NOS AJUDA NA COMUNICAÇÃO

Quando juntamos uma percepção inata de ritmo com um impulso para o movimento biologicamente determinado, podemos entender por que as pessoas começam a se mexer acompanhando o som ao ouvirem os mesmos ritmos e como, por sua vez, esse movimento compartilhado cria seus próprios sons e ritmos, que se retroalimentam e se transformam em um estímulo ao qual todos vão responder. As brincadeiras das crianças costumam ser altamente sincronizadas; por exemplo, elas amam jogos que envolvem bater palmas, ou correr e perseguir, ou dar as mãos e pular juntas. Jogos de bater palmas — em que grupos de pessoas cantam ritmos e fazem barulhos percussivos batendo palmas entre si e contra o corpo — existem há centenas de anos. A brincadeira de bate-mãos "pat-a-cake, pat-a-cake", uma das rimas infantis britânicas mais antigas, data de 1698. O comportamento de crianças muito novinhas pode ser impulsionado por uma motivação humana específica de sincronizar movimentos com outras pessoas durante atividades rítmicas compartilhadas, e isso se estende a um gosto por ouvir e se mexer ao som da música. Os movimentos em conjunto podem unir socialmente as pessoas e causar um efeito positivo na disposição para ajudar umas às outras.

Os seres humanos não são os únicos a rebolar ao som de uma batida. Se você ainda não viu Snowball, a cacatua, dançando ao som de "Everybody", dos Backstreet Boys, no YouTube, dê uma olhada. Para algumas criaturas, sincronizar o movimento com o ambiente pode ser a diferença entre a vida e a morte. Por exemplo, acredita-se que os orangotangos se movam em sincronia com o balanço natural dos galhos ao oscilarem de uma árvore para a outra.[3] Ser capaz de sincronizar os próprios movimentos dessa maneira antes de se atirar em direção a uma árvore é de suma importância para a sobrevivência deles. Basta um erro de cálculo e eles podem se estatelar no chão da floresta. Os humanos precisam lidar com algo parecido ao entrar e sair de escadas rolantes. O modo como sincronizamos nossos movimentos com o nosso ambiente pode ter consequências profundas nos relacionamentos com outras pessoas, em nossa forma de pensar e de resolver problemas, em nossos ritmos biológicos e na maneira como nos sentimos.

A dança cria uma força magnética entre nós que nos une. Às vezes, quando dançamos com alguém numa boate ou numa festa, por mais que haja uma distância de vários metros entre nós, pode parecer que existe uma conexão física entre nosso corpo e o do outro. George Bernard Shaw fez uma descrição perfeita dessa sensação quando escreveu que a dança é "a expressão perpendicular de um desejo horizontal legalizado pela música".

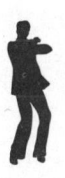

Quando as pessoas se movimentam em sincronia — por exemplo, quando elas caminham ou cantam juntas —, coisas incríveis acontecem. Caso queira que alguém goste mais de você, então uma das primeiras coisas que deve fazer é sair para caminhar com essa pessoa e andar no ritmo dela. Sincronize a velocidade das suas passadas com a dela e a magia acontece. Fiquei impressionado quando descobri que esse simples ato de sincronização leva as pessoas a terem sentimentos mais positivos em relação às outras. O movimento sincronizado é uma forma de comunicação não verbal que nos conecta em um nível emocional. Os cientistas descobriram que confiamos mais nas pessoas quando nos movimentamos em sincronia, além de sentirmos mais afinidade por elas.[4] Adoro quando a ciência confirma uma ideia popularizada. O ditado "Antes de me julgar, calce meus sapatos e percorra o caminho que percorri" significa que, antes de julgarmos alguém, devemos ter empatia pelo indivíduo e entender suas experiências, seus desafios e suas ideias. Foi comprovado que o movimento em conjunto facilita esse processo. O mais simples dos atos é tudo que basta.

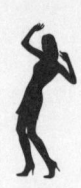

Dito isso, a dança social — ou seja, dançar em festas e em público — não é muito a praia de todo mundo. Embora para alguns não haja nada que supere uma grande festa a todo vapor, para outros, só de pensar na ideia já dá arrepios. E há um bom motivo para isso. Embora a dança seja o gesto mais natural que existe e a dança social tenha sido parte fundamental das sociedades humanas e animais por milênios,[5] os seres humanos podem ser extraordinariamente inseguros. Eles diferem do restante do reino animal por conta da capacidade de julgamento; automonitoram-se de uma maneira que os pássaros e as abelhas não fazem e também emitem julgamentos de valor a respeito de si mesmos.[6] Imagine se um pássaro tivesse vergonha da própria plumagem colorida ou se uma abelha tivesse medo de fazer a dança do requebrado para indicar a localização de pólen e néctar porque achou que as outras abelhas da colmeia poderiam considerá-la ridícula.

Há coisas que temos um desejo natural de fazer, mas o constrangimento nos impede de realizá-las. Muitas vezes, podemos atribuir isso ao simples medo de passar vergonha ou de não ter talento o suficiente, mas, às vezes, as crenças ou as restrições de nosso ambiente social também podem entrar na equação. Certas escolas de psicoterapia acreditam que a causa desse conflito interno é o embate entre nossos desejos naturais e os ensinamentos de uma determinada religião, fé ou norma social. Quem já viu o filme *Footloose — Ritmo louco* vai se lembrar da história do adolescente Ren McCormack, que se muda para uma cidadezinha religiosa onde todos os tipos de dança e de rock são proibidos e considerados "corrupção espiritual" pelas autoridades locais. Apesar de todos os esforços, a assembleia não consegue conter o desejo dos adolescentes de dançar, o que resulta num protesto para derrubar a lei. No entanto, para Kevin Bacon, que interpreta o protagonista, a melhor cena do filme acontece quando Ren tenta ensinar seu amigo Willard, que não tem muito ritmo, a dançar: "Aquele momento captura uma inocência, de simplesmente um cara que ensina a outro cara meia dúzia de passos, e acho que foi por isso que o filme fez sucesso — mais do que por qualquer tipo de dança ou movimentos ginásticos individuais."

Curiosamente, Chris Penn — que interpreta o desengonçado Willard — de fato não sabia dançar antes das filmagens, mas os coreógrafos conseguiram lhe ensinar as séries de dança associando os passos à luta livre, arte que ele dominava!

O medo de dançar por conta do constrangimento é um sentimento com o qual muitos de nós nos identificamos. Quem é que nunca esteve em uma festa e reparou que alguns convidados vão logo se levantando para ir dançar, atraídos pela música e pelo movimento compartilhado, enquanto outros ficam na encolha, grudados no cantinho do salão cheios de medo e vergonha? Escrevo mais a respeito do segundo grupo no Capítulo 5. Por enquanto, vamos nos concentrar nos felizardos que abraçam o desejo natural de dançar socialmente.

CONSTRUINDO CONFIANÇA

Dançar com outras pessoas é ótimo para desenvolver relacionamentos e construir confiança por conta das mudanças que estimula em nosso cérebro. Cientistas da Universidade de Oxford acreditam que nosso sistema inato de alívio da dor — também conhecido como sistema opioide endógeno — pode fazer hora extra quando dançamos, e isso faz com que a gente se sinta bem em relação às pessoas com quem dançamos.[7]

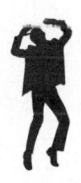

Os professores de dança de Oxford testaram a relação entre dança, dor e vínculo social e descobriram que todos estavam interligados. Centenas de pessoas aprenderam alguns passos de dança simples e então se dividiram em dois grupos — o grupo de dança igual e o grupo de dança diferente. Os integrantes do primeiro tiveram que executar os mesmos passos simultaneamente (imagine um grupo de pessoas dançando a "Macarena" em perfeito uníssono), enquanto o último tinha que fazer um conjunto diferente de passos ao mesmo tempo (imagine três pessoas num grupo: uma delas dança a "Macarena", outra dança o "Hokey Pokey" e a terceira dança o "Hustle"). Logo em seguida, eles mediram a tolerância à dor de ambos os grupos inflando uma braçadeira de aparelho de pressão no braço de todos até a dor ficar insuportável. Por fim, fizeram perguntas a todo mundo sobre o tamanho do vínculo social desenvolvido com as pessoas com quem estavam dançando. Aqui estão algumas das perguntas feitas:

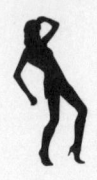

> Qual é seu nível de confiança em relação às pessoas com quem dançou?
> Qual é o nível de conexão que você sente pelas pessoas com quem dançou?
> Qual é o nível de simpatia das pessoas com quem dançou?
> Qual é o nível de semelhança entre você e as pessoas com quem dançou em termos de personalidade?

Os cientistas também pediram aos participantes que olhassem para uma série de círculos e escolhessem aquele que melhor representasse seu relacionamento com os outros dançarinos (veja o diagrama a seguir).

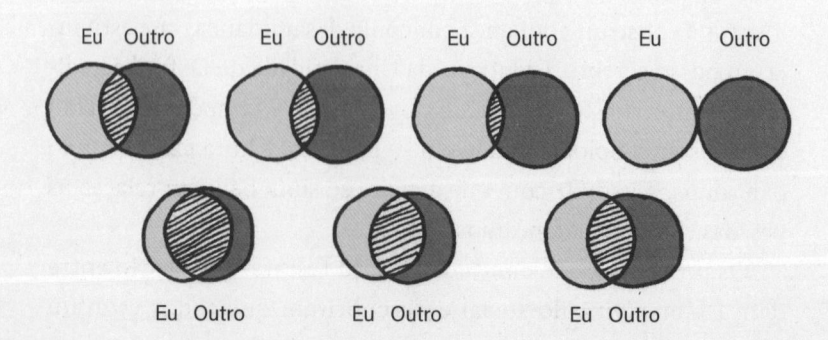

As descobertas dos pesquisadores foram muito surpreendentes. Depois que todo mundo dançou, notaram-se grandes diferenças entre os dois grupos. Os integrantes do grupo de dança igual sentiram-se mais unidos socialmente às pessoas com quem dançaram e foram capazes de tolerar mais dor em comparação com os membros do grupo de danças diferentes.

Dançar junto nos dá um barato natural porque resulta no aumento da ativação do nosso sistema opioide endógeno. Isso nos proporciona prazer e muda nossos sentimentos em relação às pessoas com quem dançamos. Confiamos mais nos nossos parceiros de dança, nos sentimos mais conectados a eles, gostamos mais deles e temos a percepção de que a personalidade deles é mais parecida com a nossa. Também sentimos uma distância menor entre onde terminamos e eles começam. Não é à toa que as pessoas se apaixonam quando dançam.

DANÇA, FERTILIDADE E AMOR

Enquanto Kevin e seus amigos passam as noites de sexta na boate Tap 'n' Tin, em Chatham, para dançar ao som das novidades da música *grime*, os mergulhões-de-crista estão fazendo algo parecido no *lek* local. O mergulhão-de-crista é um tipo de ave aquática famosa pelos elaborados cortejos para acasalamento. Um *lek* é um grupo de animais do sexo masculino que se reúnem a fim de participar de danças competitivas para acasalamento, na esperança de atrair as fêmeas da espécie. Há várias semelhanças entre Kevin e companhia e um bando de mergulhões-de-crista.

Acredita-se que os cortejos sexuais de um animal comuniquem, ou sinalizem, características que carregam informações a respeito de sua qualidade. As fêmeas observam as danças e escolhem com quais machos vão acasalar com base nas informações comunicadas nas performances. As sequências de movimento dos animais comunicam características como energia e intensidade; a complexidade e a duração do movimento, por sua vez, podem ser um bom indicador de força e de condicionamento físico.

De acordo com Charles Darwin, a dança desempenha um papel importante no processo de seleção de um parceiro entre seres humanos; portanto, quando os homens vão à boate local, é como se estivessem criando seu próprio *lek* humano. Assim como os pássaros, os humanos comunicam e sinalizam muita coisa por meio do movimento e da dança, e isso pode influenciar o sucesso em achar um par. Mas, com a ausência de penas e sem nenhuma cauda discernível para agitar, o que os humanos podem mostrar de si mesmos quando balançam ao som de "Stayin' Alive"?

Bem, para início de conversa, a dança é uma atividade física e, portanto, demonstra a vitalidade de um indivíduo, o que pode ser um indicativo de sua saúde. Podemos ver como são bons em aprender e memorizar pela forma como captam sequências de padrões de movimentos; e como estão atentos pela maneira como imitam os movimentos de outras pessoas. Podemos ver a criatividade no jeito como as pessoas transformam ou criam os próprios passos e como conseguem sincronizar seus movimentos com a música e com outras pessoas. Mas também podemos ver as profundezas da personalidade de uma pessoa quando elas dançam até o amanhecer.

Faça o Teste de Personalidade Terpsicoreana do Dr. Dance para saber como você mostra sua personalidade ao dançar.

Imagine-se dançando em uma festa ou casamento e responda às seguintes perguntas:

	DISCORDO	NEUTRO	CONCORDO
Vivo testando novos passos de dança			
Presto atenção aos detalhes corretos da dança, é importante acertar			
Todo mundo repara em mim quando eu danço			
Danço igual a todo mundo			
Tenho pavor absoluto de dançar			

Suas respostas revelarão algo a respeito de sua personalidade. Vamos analisá-las uma a uma.

VIVO TESTANDO NOVOS PASSOS DE DANÇA
Sua resposta a essa afirmação nos fala de sua abertura a novas experiências. Testar novos passos de dança é sinal de que você gosta de aprender coisas novas, curte novas experiências e aprecia coisas mais complexas. Isso tem relação com traços de personalidade como perspicácia, imaginação e espontaneidade. Discordar da afirmação sugere que você é relativamente convencional e que talvez seja mais racional do que criativo.

PRESTO ATENÇÃO AOS DETALHES CORRETOS DA DANÇA, É IMPORTANTE ACERTAR
Isso nos fala o quão cuidadoso você é. Prestar bastante atenção aos detalhes da dança é sinal de confiabilidade e autodisciplina, de pessoas organizadas e meticulosas por natureza. Discordar da afirmação sugere que talvez você seja um pouquinho desorganizado ou descuidado.

TODO MUNDO REPARA EM MIM QUANDO EU DANÇO
Sua resposta a essa afirmação nos mostra seu nível de extroversão. Dançar de um jeito que chame a atenção de todos é sinal de que você é entusiasmado e tira sua energia e sua força de outras pessoas, ou que é ativo, assertivo e falante por natureza. Discordar da afirmação sugere que você é mais quieto e reservado, propenso a observar e esperar antes de se entregar.

DANÇO IGUAL A TODO MUNDO
Sua resposta a essa afirmação nos mostra o quanto você é agradável. Dançar igual a todo mundo é sinal de que você é cooperativo e amigável, além de gentil e solidário por natureza. Discordar da afirmação sugere que você gosta de fazer o que acha melhor, e não o que todos estão fazendo, mas também que tem uma tendência a ser crítico e irascível.

TENHO PAVOR ABSOLUTO DE DANÇAR
Sua resposta a essa afirmação nos mostra o quanto você é neurótico. Ter muito medo de dançar em público pode ser um sinal de que você sofre de instabilidade emocional e está sentindo emoções

negativas. Isso pode significar que você é uma pessoa ansiosa e que se chateia com facilidade. Discordar da afirmação sugere que você é calmo e emocionalmente estável.

Quando dançamos, nossa personalidade se torna tão nítida quanto um conjunto de penas brilhantes, mas dançar também transmite sinais com raízes muito mais profundas do que nossa personalidade.

Faz pouco tempo que dois grupos de pesquisadores examinaram a relação entre dança e fertilidade e os resultados foram intrigantes. Minha equipe de pesquisa foi um desses grupos, mas, antes de revelar as descobertas, gostaria de falar de outro estudo, conduzido em um clube de *lap dancing* por uma equipe da Universidade do Novo México, Albuquerque.[8] Juntos, esses estudos sugerem que as mulheres de fato indicam seu grau de fertilidade quando se movem.

Lap dancing é um tipo de dança erótica em que as mulheres, geralmente só de calcinha fio-dental, giram e dançam no colo (*lap*, do inglês) de homens vestidos. Os homens pagam uma certa quantia para uma dançarina performar a *lap dance* e, ao final de um determinado período de tempo, se o homem quiser que a dança continue, pode dar um bônus à profissional.

A intenção da equipe de Albuquerque era determinar a relação entre a fertilidade de um pequeno grupo de dançarinas e o valor que elas ganhavam em gorjetas durante um período de sessenta dias. Os pesquisadores descobriram que as mulheres com ciclo natural, ou seja, as que não usavam contraceptivo hormonal, ganhavam uma quantidade de gorjetas significativamente maior por turno (US$ 335, em média) durante o período fértil do ciclo em comparação a quando estavam no período menos fértil da fase lútea (US$ 260, em média) ou durante a menstruação (US$ 185). Vale destacar que as mulheres que usavam contraceptivos hormonais ganharam, ao longo do mês, cerca de 30% a menos do que as mulheres com ciclo natural e não obtiveram o mesmo aumento de gorjetas no meio do ciclo.

Esses padrões de gorjetas sugerem que os homens eram sensíveis ao comportamento de estro das dançarinas. Não está completamente explícito por que os homens deram gorjetas mais altas, mas os pesquisadores acreditam que possa ter relação com níveis mais elevados de atratividade durante a fase fértil, ou mudanças de cheiro, ou mudanças na simetria dos tecidos moles. Afinal, as dançarinas estavam despidas da cintura para cima e os homens estavam perto o bastante dos seios para inspecioná-los detalhadamente. O que achei interessante a respeito das conclusões a que os pesquisadores de Albuquerque chegaram foi eles julgarem que as mudanças na fertilidade provavelmente não foram comunicadas por meio de mudanças na maneira como as mulheres dançavam. Eu quis pôr isso à prova. Contudo, como achava pouco provável ter permissão de levar minha equipe de pesquisa a uma casa de *lap dancing* para filmar, decidi coletar dados de outra maneira.

Com minha equipe, transformei nossa boate universitária em uma placa de Petri noturna. Filmamos pessoas dançando no cenário mais realista possível, na esperança de responder às seguintes perguntas: em primeiro lugar, se é verdade que as mulheres comunicam a própria fertilidade aos homens, elas o fazem por meio da maneira como se movem e dançam e, portanto, se movem de modo diferente nas diversas etapas do ciclo menstrual? Em segundo lugar, se for o caso, de que maneira elas se movem diferente? Em terceiro lugar, se elas de fato se movem de um modo diferente, os homens percebem isso? Comecei a responder a essas perguntas com o uso das filmagens que eu havia feito de pessoas dançando e alguns sofisticados equipamentos de rastreamento ocular de última geração.

Contei com um conjunto abrangente de dados a respeito de todas as mulheres que havia filmado, e isso incluía saber se elas usavam contraceptivos hormonais, se haviam menstruado nos três meses anteriores, quando havia começado a última menstruação e quanto tempo durava seu ciclo normal. A partir dessas informações, pude usar técnicas estabelecidas para calcular se as dançarinas estavam no período fértil, lúteo ou menstrual do ciclo. Sem contar a elas que eu estava estudando a relação entre fertilidade e dança, pedi aos pesquisadores que analisassem os movimentos das dançarinas em detalhes. Eles anotaram quais partes do corpo as mulheres mexiam, o quanto mexiam, para que lado estavam viradas, a variedade e a frequência com que mudavam de movimento e como usavam o espaço na pista de dança. Uma vez que conseguimos esses dados, comparamos os estilos de movimento das mulheres nas três etapas diferentes do ciclo, e nossas descobertas sugerem que elas, de fato, se movem de modo diferente de acordo com o nível de fertilidade.

As mulheres que estavam na fase mais fértil do ciclo isolaram e movimentaram mais os quadris em relação às outras partes do corpo. Aquelas que estavam nas fases menos férteis do ciclo ainda mexiam os quadris, mas moviam outras partes do corpo — mãos, pés e cabeça — em igual medida. Portanto, assim como os pavões exibem as penas, as mulheres gostam de requebrar os quadris.

Em seguida, quis ver se os homens notariam essas mudanças no movimento corporal. Para medir isso, usei uma tela grande para projetar vídeos em tamanho real de todas as mulheres dançando e equipei os homens com dispositivos de rastreamento ocular para poder registrar exatamente para onde olhavam enquanto assistiam a cada mulher dançar. Descobri que, quando as mulheres se concentravam em uma parte específica do corpo, era para lá que eles olhavam. Quando as mulheres movimentavam várias partes do corpo, os homens mudavam o foco constantemente. Análises posteriores revelaram que a parte do corpo das dançarinas para onde os homens olhavam também dependia do grau de fertilidade dessas mulheres. Por exemplo, eles tendiam a olhar mais para a região do quadril das mulheres férteis que moviam mais essa região; e tendiam a olhar para o corpo inteiro das menos férteis que mexiam várias partes do corpo ao mesmo tempo.

Por fim, eu quis saber o nível de atração dos homens pela dança das diferentes mulheres. Ao que parece, a atratividade está concentrada nos quadris. Os homens indicaram as mulheres férteis, que remexiam os quadris, como mais atraentes do que as menos férteis, que isolaram menos os movimentos corporais nessa região.

As implicações dessas descobertas vão muito além da dança em boates e da seleção de parceiros. Elas são de extrema relevância para o nosso modo de interagir como sociedade. As pessoas fazem julgamentos a nosso respeito com base na maneira como nos movemos o tempo todo — no trabalho, no ônibus, ao caminharmos na rua. E o jeito como movimentamos nosso corpo é influenciado por nossa química corporal subjacente.

A DANÇA COMO FERRAMENTA DE COESÃO SOCIAL (E SUBVERSÃO)

Flash mobs podem ser vistos como o suprassumo da dança social; podem ser um estímulo para se criar vínculos instantâneos, mas também são incrivelmente subversivos. Dançar em lugares inesperados muda temporariamente o ambiente e as pessoas não sabem como reagir. Isso causa um agito social. Já dancei em vários *flash mobs* e os elementos básicos são sempre os mesmos. Você vai a um espaço socialmente compartilhado, como a um centro comercial, a uma estação de trem ou a uma biblioteca, e uma pessoa começa a dançar, depois outra pessoa se junta à primeira, e então outra, até se tornar uma bola de neve e várias pessoas dançarem a mesma coreografia. A ideia é que seja tão inesperado quanto uma tempestade de neve em um dia de verão. Há um elemento extra de surpresa porque ninguém pode prever quem será a próxima pessoa a se juntar ao grupo. Antes de aderirem à dança, elas se fingem de transeuntes inocentes.

Meu *flash mob* favorito disponível no YouTube chama-se "Sound of Music | Central Station Antwerp (Belgium)" e conta com mais de duzentos dançarinos. Há duas coisas que eu amo nesse *flash mob*: a reação dos pedestres, a surpresa quando a música começa a tocar, as expressões felizes e sorridentes e as palmas para acompanhar o ritmo; e os comentários que as pessoas deixaram após assistir ao vídeo. Todos são bastante positivos e demonstram o efeito emocional que a dança em público provoca. Diversas pessoas comentaram que a coreografia as fez chorar por conta da alegria que ela irradia; outras disseram que danças sociais em massa como essa mostram o melhor da humanidade. Outra pessoa escreveu: "É disso que o mundo precisa mais: mais *flash mobs* e menos linchamentos! Nosso mundo está repleto de ódio e de indiferença. Eu gostaria que pudéssemos trazer o amor e a alegria de volta ao nosso dia a dia."

A dança tem sido usada para espalhar amor e alegria desde o início dos tempos. Contudo, nem todos são a favor das danças de *flash mob*. Em alguns países, danças de grupo em público, sem permissão, infringem uma série de leis, incluindo transgressão e conduta desordeira, e os organizadores podem ser processados por não terem seguro de responsabilidade civil ou pública. Nos Estados Unidos, existem até advogados especializados na lei de *flash mobs*. A tensão entre o desejo das pessoas de dançar espontaneamente em áreas não regulamentadas e a necessidade da sociedade de manter a lei e a ordem é vista em diversas formas de dança.

Em nenhum outro lugar a tensão entre a polícia e os dançarinos despreocupados foi mais evidente do que na cultura rave do Reino Unido nos anos 1980. As raves eram, em sua maioria, aglomerações ilegais de milhares de pessoas em locais temporários, como armazéns, celeiros e campos abandonados. Os organizadores das raves apareciam com sistemas de som imensos e as pessoas viajavam centenas de quilômetros de distância para dançar a noite inteira. A polícia, que vivia correndo atrás do prejuízo, bloqueava as ruas para impedir que esses eventos crescessem ainda mais, mas não tinha condições de acabar com uma rave quando esta chegava a uma quantidade crítica de corpos dançantes.

Entretanto, o poder da polícia de fechar uma rave mudou em 1994, quando o governo britânico aprovou a Lei de Justiça Criminal e Ordem Pública que, entre outras coisas, proibia reuniões não licenciadas, como as raves, nas quais se tocava música amplificada. Era evidente que o governo do Partido Conservador da época era contra dois dos aspectos mais fundamentais do que é ser humano: reunir-se e dançar. Milhares de pessoas marcharam em Westminster como forma de protesto.

A música eletrônica, como techno, house e acid, e a velocidade de reprodução das faixas impactava o modo como as pessoas dançavam. A música das raves costumava ser tocada a uma velocidade média de 120-130 batidas por minuto (bpm). Isso é interessante, porque é mais ou menos a mesma média dos batimentos cardíacos de um jovem de vinte anos envolvido em uma atividade física de intensidade moderada. A esse nível de bpm, integrantes jovens e saudáveis de uma rave podem dançar sem parar por longos períodos.

Os DJs das raves controlavam multidões dançantes alternando o ritmo e o bpm das músicas que tocavam ao longo da noite. Bons DJs eram capazes de levar o público à beira de um clímax frenético aumentando a velocidade da música para algo entre 160 e 220 bpm e então baixando-a novamente para uma média mais gerenciável e suportável de 130 bpm. O efeito de elevar o bpm a 160-220 é que, para acompanhar a batida, quem dançava precisaria trabalhar perto ou além do limite da frequência cardíaca máxima (que, para jovens de vinte anos, fica na média de 200 bpm).

A esse bpm, os passos de dança tornam-se algo mais parecido com espasmos musculares espontâneos e involuntários do que qualquer coisa planejada ou coreografada, e é nesse estágio que as pessoas supostamente entram numa espécie de transe no qual o corpo se movimenta como resposta direta à música. Dessa forma, o acoplamento sensório-motor entre a música e o movimento é mais como um reflexo brusco do que um conjunto de passos coreografados ou planejados com antecedência. É um estado sem tempo para planejamentos conscientes. Nesse estágio, o dançarino está completamente sob o controle da música e, em última análise, da pessoa que controla a música, o DJ. Quando se cai em um transe induzido pelo DJ, perde-se a noção do tempo, havendo apenas a batida constante da música até o amanhecer.

Quando as pessoas entram em transe, ou em um estado semelhante ao transe, vivenciam uma mudança de mentalidade, um salto muito maior do que uma simples mudança de humor. Um transe se assemelha a um estado hipnótico; as pessoas ficam menos cientes do que acontece ao redor delas e algumas chegam a dizer que perdem a consciência. Outras dizem que é como estar em um devaneio semiconsciente, mais ou menos semelhante àquele momento de manhã cedinho em que estamos no meio do caminho entre dormir e acordar, quando nossos braços e pernas parecem não pertencer ao nosso corpo e não somos capazes de entender onde estamos.

Pessoas em estado semelhante ao transe podem sentir tonturas ou vertigens, junto com uma sensação de desaparecimento ou perda de identidade e mudanças na percepção corporal. Podem começar a experimentar uma percepção de consciência coletiva. Assim, de certa forma, um estado parecido com o transe é um estado consciente alterado, uma mudança fundamental na mentalidade consciente.

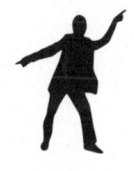

QUANDO A DANÇA EM GRUPO SE TRANSFORMA EM TRANSGRESSÃO

Pode ser que dançar não seja a primeira atividade que nos vem à mente quando pensamos em transgressão. Mas, em algumas sociedades, a dança é considerada tão perigosa que há tentativas de controlá-la por medo de que possa corromper a moral. Por centenas de anos, as autoridades controlaram quem pode dançar, quem pode interagir com dançarinos e o tipo de dança que as pessoas podem executar. Em certas circunstâncias, a atividade foi proibida por completo.

Mesmo hoje, na Inglaterra e no País de Gales, quem deseja fornecer um espaço para as pessoas dançarem precisa ter uma licença local. Caso contrário, o responsável pode receber uma multa de mil libras, ir para a prisão por até seis meses ou ambos. Na Suécia, exigia-se uma autorização para eventos de dança públicos até 2016, quando o parlamento sueco, o Riksdag, tomou a sábia decisão de votar em unanimidade para acabar com essa lei.

Em agosto de 2012, 17 pessoas pagaram pelo ato de dançar com a própria vida. Foram decapitadas pelo Talibã por participarem de uma atividade proibida pela lei islâmica: dançar em um grupo misto. A lei islâmica não proíbe a dança em si; na verdade, há uma longa tradição de dança nas culturas muçulmanas, mas existem circunstâncias em que a atividade é absolutamente *haram* (proibida). A dança é vista como abominável onde o álcool está presente, em lugares com homens e mulheres juntos, se os movimentos forem lânguidos ou afeminados e se for feita "em excesso". Em todas as outras circunstâncias, dançar não é um problema. Por exemplo, o islamismo permite que uma mulher dance na frente do marido para satisfazê-lo ou excitá-lo, mas ela não pode dançar na frente de outros homens — nem de mulheres. A linha de raciocínio por trás da proibição da dança na frente de outras mulheres é que isso pode levar à tentação e à atração indesejadas. Uma *fatwa* (determinação acerca de um ponto da lei islâmica) afirma:

> *No que diz respeito à dança por parte das mulheres, trata-se de uma ação maligna e não podemos dizer que seja permissível, porque ouvimos falar de incidentes ocorridos entre mulheres por conta*

disso. Se for feita por homens é ainda pior, porque trata-se de homens imitando mulheres, e o mal envolvido nisso é bem conhecido. Se a dança é feita dentro de um grupo misto de homens e mulheres, como alguns tolos fazem, a situação é ainda pior, por conta da mistura e da grande fitnah [tentação] envolvidas, sobretudo quando acontece em uma festa de casamento.

Muitos grupos religiosos são contra a dança. Ao longo da história, seitas cristãs a viam como "obra do diabo" e contos a respeito de seus efeitos destrutivos passavam de boca em boca como forma de advertência. A dança, com suas insinuações de liberdade física e mental, não se encaixa com as restrições solenes da maior parte das religiões tradicionais, e qualquer tipo de dança que se arrisque em um espaço público e chame a atenção, atraindo um grande número de pessoas, pode ser considerado perigoso. Vejamos a história de uma certa Frau Troffea, que, em um belo dia de 1518, foi até a margem do rio em Estrasburgo e começou a dançar. Dançava sozinha e não se ouvia nenhuma música. Ela parecia estar em um mundo particular, movendo-se freneticamente ao ritmo produzido apenas na própria cabeça durante vários dias. Pouco a pouco, os habitantes da cidade começaram a se reunir, fascinados com a performance, e foram se juntando a ela um a um, até formarem uma grande massa que dançava na margem do rio, sem parar, dia e noite. A margem se encheu de sangue conforme os pés dos dançarinos faziam bolhas que se rompiam e, quando o frenesi dançante terminou, cerca de trinta dias depois, dezenas de pessoas haviam morrido.

Ninguém sabe por que Frau Troffea começou a dançar na beira do rio nem o que fez com que centenas de pessoas se juntassem a ela, mas essa ocorrência não é única. Existem vários relatos de "epidemias de dança"[9] parecidas ao longo da história: o mais antigo deles é de 1017, quando um surto no leste da Saxônia parece ter durado um ano inteiro e chegado a um clímax frenético. Levantou-se uma série de possibilidades, incluindo um tipo de intoxicação alimentar conhecido como ergotismo, que resulta da ingestão de ergot (ou *Claviceps africana*), um fungo que cresce em cereais e faz com que as pessoas tenham alucinações e dancem sem nenhum freio. Também é possível que as "epidemias" fossem uma reação emocional a uma sociedade repressora, desencadeada por catástrofes sociais ou privações.

No século XVI, quando a crença em maldições e feitiços divinos era bastante difundida, atribuiu-se a epidemia da dança de Frau Troffea à possessão satânica. As autoridades cristãs de Estrasburgo decidiram que o único jeito de curar tanto ela quanto seus colegas dançarinos era por meio da salvação religiosa. Os líderes encheram carroças com grupos de dançarinos e os levaram às igrejas locais, onde padres realizaram cerimônias para exorcizar os espíritos malignos.

Algumas décadas mais tarde, em 1562, John Knox, o fundador da Igreja Presbiteriana da Escócia, escreveu que "a recompensa dos dançarinos [...] será beber no inferno". Ele também não era muito fã de "movimentos exagerados". Que bom que eu não cresci na Escócia do século XVI; não sei como eu faria para segurar meu impulso de dançar, principalmente se estivesse ouvindo um violinista. Em 1649, a Igreja da Escócia já havia proibido a dança por ser associada à embriaguez, gula, indecência e depravação — hoje em dia, parece uma típica noite de sábado na maioria das cidades do Reino Unido. Em 1684, a falta de confiança dos cristãos puritanos na dança se espalhou pelo Atlântico e chegou à Nova Inglaterra. O líder puritano, Increase Mather, tinha tanto medo de como a dança mista e promíscua podia corromper a sociedade que chegou a criar um panfleto de trinta páginas chamado "Uma flecha contra a dança profana e promíscua. Tirada da aljava das escrituras". Em seu sermão ameaçador, ele pregou que "os toques e os gestos impuros usados pelos dançarinos têm uma tendência palpável para o mal". A ligação entre a dança e o mal é reforçada diversas vezes ao longo do texto. Isso deve ter dado um baita susto em seus leitores e os fez resistir ao impulso de dançar.

Talvez não seja tão surpreendente que as proibições à dança ainda vigorem até os dias de hoje em algumas partes dos mundos tanto islâmico quanto cristão. O que parece notável, por outro lado, é a proibição civil de algumas formas de dança e de movimento. Embora as proibições com base na fé remontem à noção de que dançar pode levar a comportamentos imorais, as proibições civis da dança baseiam-se em decisões arbitrárias e no capricho pessoal dos criadores de regras, não em qualquer lógica ou sistema. Em 2011, na Austrália, um magistrado disse a um homem que ele era velho demais para dançar em um show de rock. Richard Fuller tinha 43 anos na época e dançava cheio de energia, entregue à música do Cold Chisel, sua banda favorita. Ele precisava de mais espaço, então foi para o corredor do teatro, onde poderia dar socos duplos no ar até dizer chega. Richard não chegou a dançar até o último grande hit da noite, já que um segurança o removeu do teatro por dançar no corredor. No calor no momento, Richard Fuller deu um tapa em um dos guardas e foi parar na justiça. Ross Mack, o magistrado, lhe deu uma multa de AU$ 450 por agressão comum, mas o mais relevante, na minha opinião, é o que ele diz nas considerações finais: "Você é velho demais para dançar, sr. Fuller." É óbvio que concordo que Fuller mereceu ser multado por dar um tapa num segurança — certamente não existe nenhuma desculpa para esse tipo de comportamento —, mas ouvir isso de um oficial da lei passa a mensagem de que, em primeiro lugar, só os jovens podem dançar, o que evidentemente é errado; e, em segundo lugar, que os representantes das autoridades locais exercem alguma influência sobre quando, como e quais pessoas em uma sociedade deveriam mover o corpo. Leve essa ideia ao extremo e imagine como a vida seria!

3
A DANÇA E O CÉREBRO

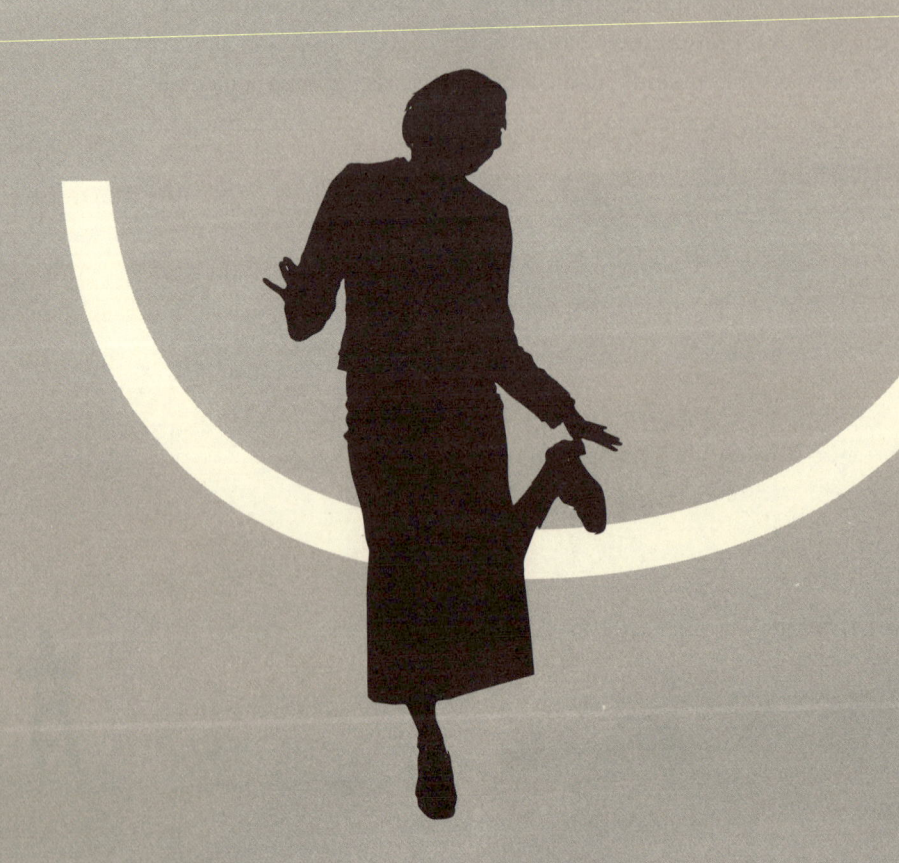

Tudo começa no nosso cérebro. O cérebro humano é especializado no controle de movimentos — e assim precisa ser, a fim de manipular nossos mais de seiscentos músculos. O córtex motor, localizado na parte posterior do lobo frontal, está envolvido no planejamento, no controle e na execução de movimentos voluntários. Enquanto isso, os gânglios basais, conjunto de estruturas nas profundezas de nosso cérebro, trabalham com o córtex motor para coordenar movimentos e podem também atuar como filtro para bloquear movimentos inadequados, tipo aquela infeliz dança do passarinho. O cerebelo, localizado na parte de trás do crânio, também desempenha vários papéis, incluindo integrar as informações dos nossos sentidos para que os movimentos sejam perfeitamente fluidos e precisos.

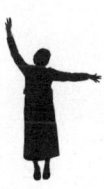

Apenas levar um copo d'água à boca já envolve uma sequência inimaginavelmente complicada de impulsos nervosos, então como nosso cérebro é capaz de lidar com toda uma coreografia de dança? Em 2006, pesquisadores do Centro de Ciências da Saúde da Universidade do Texas, em San Antonio, pediram a dançarinos de tango amadores que executassem um passo de dança básico conhecido como "quadrado" enquanto ficavam deitados em uma máquina de PET Scan (tomografia por emissão de pósitrons).[10] As pessoas dançam tango em um scanner cerebral da seguinte maneira: elas se deitam de costas, com a cabeça perfeitamente imóvel graças a uma máscara termoplástica, e recebem uma injeção de substância radioativa na corrente sanguínea por meio de uma agulha no braço para permitir que os cientistas consigam medir a atividade cerebral. Com os joelhos dobrados em um ângulo de 90° e usando meias, elas movem os pés numa superfície inclinada e escorregadia fazendo uma espécie de padrão de tango. Não é permitido mover nenhuma outra parte do corpo. Nas varreduras, os pesquisadores verificaram a ativação em uma região do cérebro chamada pré-cúneo, associada à percepção espacial. Eles acreditam que essa região crie um mapa do posicionamento do nosso corpo no espaço, o que nos ajuda a acompanhar nosso torso e nossos membros agitados enquanto traçamos uma trajetória pela pista de dança.

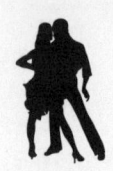

E, lógico, dançar também tende a envolver música. Comparando as varreduras do cérebro dos participantes que dançaram tango com e sem acompanhamento musical, os pesquisadores perceberam que aqueles que executaram o passo ao som da música tiveram mais atividade em uma região específica do cerebelo chamada vermis anterior, que recebe informações da medula espinhal. É possível que essa região do cérebro atue como um tipo de metrônomo neurológico, coordenando nossas diferentes áreas do cérebro e nos ajudando a acompanhar o ritmo da batida.

A dança estimula a conexão entre corpo e cérebro. Na verdade, oferece uma massagem corpóreo-cerebral completa! Os sinais são transmitidos da área motora aos nervos, músculos e juntas, e o corpo em movimento também envia sinais para as diferentes partes do cérebro e cria atividade tanto nas profundezas do núcleo do sistema nervoso quanto no neocórtex, a camada cerebral externa.

Eu me lembro de dançar "Freebird", da banda Lynyrd Skynyrd, na sala de estar dos meus pais uma hora antes de fazer a prova para obter carteira de motorista, em 1982. É um hino do *hard rock* que vai ganhando força até chegar ao incrível *crescendo* que faz qualquer fã bater cabeça, suado e exausto. Conforme sacudia a cabeça e os membros ao som da música, reuni a tensão de diferentes partes do corpo e a libertei numa explosão de energia. Quando fui fazer a prova, eu estava arrasando: manobras, uma leve freada de emergência executada no espaço de um selo postal e distâncias de parada seguras repetidas com perfeição. "Freebird" havia ativado todas as áreas do cérebro de que eu precisava para dirigir e reconhecer conjuntos de placas de trânsito: noção espacial, percepção visual, sequenciamento e memória. Dançar na sala de estar da casa dos meus pais havia despertado meu cérebro e me ajudou a passar na prova de habilitação.

Existem três elementos-chave da dança que estimulam a criatividade do cérebro. Em primeiro lugar, dançar aumenta a frequência cardíaca e faz o sangue bombear pelas artérias; em segundo lugar, muda a forma como nos movimentamos; em terceiro, transforma nosso relacionamento com o ambiente físico. No presente capítulo, mostrarei como esses três elementos podem ativar nossos caminhos cognitivos para mudar nosso modo de pensar, solucionar problemas e assumir riscos, bem como aprimorar a noção espacial e a agilidade mental.

Mas, antes de começarmos, vamos destrinchar a ideia de "criatividade". Para uma palavra usada a torto e a direito, até que ela pode ser difícil de quantificar. Qual é seu nível de criatividade? A criatividade é mensurável? Bem, provavelmente não no sentido mais verdadeiro da palavra, mas existem medidas-padrão, usadas em testes psicológicos antes de contratar funcionários e em outras circunstâncias, que podem pelo menos ajudar a demonstrar como o processo criativo funciona. Incluí um exemplo abaixo — um pequeno exercício de solução de situação chamado Teste de Pensamento Criativo de Torrance, que define que o processo criativo engloba quatro componentes subjacentes: fluência, flexibilidade, originalidade e elaboração. Experimente!

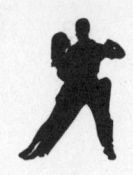

A situação: Bobby saiu para ir à escola, mas não chegou.

A solução: Permita-se três minutos para anotar o maior número possível de motivos pelos quais Bobby não chegou à escola.

Aqui estão alguns dos motivos que eu elaborei:

1. Bobby havia se apaixonado por outro aluno e os dois decidiram matar aula e passar o dia no parque.
2. Bobby foi atropelado por um ônibus.
3. Bobby foi atropelado por um carro.
4. Bobby era um cachorro que passeava com os donos até a escola todos os dias. Bobby viu um gato, deu um puxão na guia, que arrebentou, e perseguiu o gato pelo lago da cidade. A dona ficou furiosa. Ela pediu a um amigo que levasse o filho à escola e passou os vinte minutos seguintes chamando Bobby. Quando conseguiu colocá-lo de volta na guia, ele estava ensopado, então ela o levou direto para casa. Por isso Bobby não chegou à escola.
5. Bobby e o pai estavam indo para a escola debaixo de neve. Eles ouviram no rádio que, por conta do tempo, todas as escolas estavam fechadas. Então deram meia-volta e voltaram para casa.

Agora vamos analisar os resultados e descobrir seu nível de criatividade. Comece contando em quantos motivos você pensou. Essa é sua pontuação de fluência. Eu marquei cinco pontos para fluência criativa. Para obter sua nota de flexibilidade, conte quantos tipos diferentes de resposta você deu. Eu pensei em quatro tipos diferentes, já que os motivos 2 e 3 são essencialmente os mesmos — ele foi atropelado por alguma coisa. Em seguida, pense no nível de originalidade das suas respostas, ou seja: em comparação às respostas que você acha que os outros dariam, o quanto as suas são diferentes? Das minhas cinco, eu diria que três poderiam ser consideradas originais: a ideia de que Bobby havia se apaixonado, a de que era um cachorro e a de que estava indo para a escola debaixo de neve provavelmente não seriam os primeiros pensamentos que passariam pela cabeça das pessoas, ao passo que várias estariam propensas a dizer que Bobby foi atropelado por alguma coisa, com base na suposição de que as pessoas se preocupam com crianças pequenas e segurança no trânsito. Por fim, para chegar à sua nota de elaboração criativa, pontue cada resposta de zero a dez em termos de complexidade. Minha resposta mais complexa é a de número 4, porque entro em muitos detalhes a respeito de Bobby ser um cachorro, e há vários elementos na história.

SEJAMOS CRIATIVOS

Quando nos movimentamos e começamos a fazer nosso coração bombear, desencadeamos uma complexa cadeia de eventos biológicos capazes de mudar fundamentalmente nosso modo de pensar e de resolver problemas. O primeiro deles é um aumento na frequência com que o sangue é bombeado pelo corpo. Isso é importante porque boa parte desse sangue, entre 15% e 20%, vai para o cérebro. Trata-se de algo vital, pois as células cerebrais morrem na ausência do oxigênio que o sangue lhes fornece. O sangue é uma espécie de trem de carga que transporta coisas para dentro e para fora do cérebro. Além do oxigênio, leva carboidratos, aminoácidos, gorduras, hormônios e vitaminas para lá e retira dele dióxido de carbono, amônia, lactatos e hormônios.

O cérebro dinâmico nos leva a pensar, e o funcionamento eficaz do cérebro depende de mudanças em uma variedade de estruturas moleculares, vasculares e celulares. Por exemplo, o exercício físico demonstrou resultar em um aumento na produção de proteínas, como o fator neurotrófico derivado do cérebro, além de hormônios e neurotransmissores, como a dopamina, a serotonina e o fator de crescimento semelhante à insulina. A serotonina é conhecida como a substância química da felicidade, porque o aumento de sua produção pode fazer as pessoas se sentirem mais alegres.

O incrível processo se dá mais ou menos assim: nós nos movimentamos, nosso coração bombeia, nosso cérebro se agita e nos sentimos bem. Mas não para por aí. A dança é diferente dos exercícios aeróbicos padrão, como pedalar numa bicicleta ergométrica ou correr na esteira. Quando dançamos, também estimulamos aquelas áreas do cérebro responsáveis por uma série de atividades mentais, como noção espacial, memória, percepção, aprendizagem e cooperação interpessoal. É o estímulo dessa rede complexa, intrincada e interconectada que sustenta a extraordinária relação entre o movimento e o pensamento afiado.

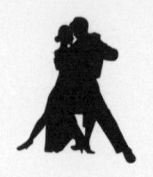

Equipes de pesquisa do mundo inteiro estudam há décadas as conexões entre movimento, função neurocognitiva e criatividade e fizeram descobertas surpreendentes. Aliás, descobertas que podem ser aplicadas com facilidade no nosso dia a dia para nos tornar um pouquinho mais criativos.

Um estudo feito com estudantes da Rhode Island College, nos Estados Unidos, descobriu que aumentar a frequência cardíaca é o primeiro passo para impulsionar a flexibilidade criativa (ou seja, a habilidade de pensar em vários tipos diferentes de soluções para certo problema).[11] Os alunos tiveram que fazer um teste de criatividade três vezes: uma após se manter inerte, outra imediatamente depois de participar de uma atividade aeróbica por trinta minutos e outra duas horas depois do exercício físico. Os pesquisadores descobriram que as pessoas não eram muito criativas após fazerem nada. No entanto, imediatamente depois de trinta minutos de exercício, elas se tornavam supercriativas. Por incrível que pareça, as pessoas também ficavam supercriativas ao realizarem o teste duas horas após o exercício, momento em que a frequência cardíaca já havia voltado ao normal.

Se você tiver que tomar uma decisão que envolva a necessidade de flexibilidade criativa, como pensar em toda uma nova série de presentes de Natal originais para os seus parentes, o melhor momento para elaborar uma lista seria dentro de duas horas após elevar sua frequência cardíaca.

No Capítulo 1, falei da diferença que sentia entre ficar sentado em uma sala de aula na escola e me movimentar livremente pelo estúdio de dança e teatro. Contei a você que nunca fui considerado inteligente o bastante para ter que fazer as provas de geografia ou de história. Curiosamente, um estudo realizado em Londres, a menos de trinta quilômetros da escola onde estudei, utilizou o contraste entre geografia e dança como a base de um estudo científico sobre humor e criatividade. Os cientistas mediram o humor e a criatividade das pessoas após terem assistido a um vídeo a respeito da arqueologia de Lake District e depois de terem participado de uma sessão de dança aeróbica.[12] As descobertas foram uma réplica perfeita dos meus tempos de escola na adolescência: o humor das pessoas era mais positivo e elas se mostraram mais criativas após a aula de dança do que após a exibição do vídeo.

Se você deseja desligar a mente e sentir-se emocionalmente neutro, passar um tempo na frente da TV assistindo a documentários sobre formações rochosas parece ser a opção perfeita. No entanto, caso prefira sentir algo mais criativo e positivo, então (pegando emprestado o nome de um programa de TV infantil britânico dos anos 1970) *por que você não desconecta seus aparelhos eletrônicos e vai fazer alguma coisa menos chata* (tipo dançar)?[13]

SOLUÇÃO DE PROBLEMAS

Nem todo pensamento é igual, assim como nem todo movimento é igual. Em meu laboratório de pesquisa, descobri que diferentes tipos de movimentos físicos afetam nossa capacidade de pensar e solucionar problemas de diferentes maneiras.

Existem problemas, por exemplo, que só têm uma resposta correta e, assim que se chega a ela, fim de papo: a solução foi encontrada. Esses são os chamados problemas de solução única e requerem o tipo de pensamento "convergente". Por outro lado, há problemas com talvez centenas de respostas certas. Esses problemas de múltiplas respostas exigem pensamento "divergente".

Exemplos de perguntas de resposta única e pensamento convergente
    P: Qual é a capital da França?
    P: Quanto é 43 x 9?

Só porque uma pergunta tem uma resposta única não significa que exista apenas uma linha de raciocínio para se chegar a ela. Algumas perguntas de resposta única exigem diversas etapas mentais para que se descubra a solução. Vamos pensar em como você elaborou a resposta para 43 x 9.

Algumas pessoas chegam à solução usando as seguintes etapas:

Passo 1: 43 x 10 = 430
Passo 2: 430 − 43 = 387

Outras pessoas seguem um passo a passo diferente:

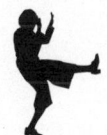

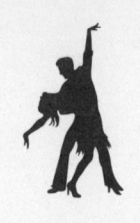

Passo 1: 3 x 9 = 27
Passo 2: 40 x 9 = 360
Passo 3: 27 + 360 = 387

Qualquer que seja o caminho de sua preferência, você vai encontrar a resposta seguindo várias etapas separadas. Usamos esse tipo de pensamento convergente para realizar tarefas cotidianas que envolvem solução de problemas, como seguir o passo a passo de uma receita ou trocar uma lâmpada.

Exemplos de problemas de múltiplas respostas e pensamento divergente
P: Como sua vida seria diferente se você tivesse um rabo comprido tipo o de um macaco?
P: De quantas maneiras você pode mudar sua rotina de exercícios atual para ter um estilo de vida mais saudável?

Trata-se de problemas com várias respostas certas, não apenas uma. Você consegue pensar em pelo menos sete usos alternativos para um tijolo comum? Uso alternativo é uma utilidade do objeto para a qual ele não foi projetado. Alguns acham essa tarefa muito difícil. Geralmente, as pessoas conseguem pensar em apenas três ou quatro usos alternativos, mas então tendem a empacar.

Esse tipo de solução de problemas utiliza o pensamento divergente porque é necessário pensar fora da caixa; é preciso divergir do que é conhecido ou esperado. Em meio às centenas de usos alternativos para um tijolo que já ouvi, os dois de que não me esqueço são: esfregá-lo na pele para remover verrugas e virá-lo de cabeça para baixo para servir de cinzeiro.

Montei um experimento para testar a relação entre a dança e a solução de problemas em nosso laboratório com uma das minhas ex-alunas da graduação, Carine Lewis.[14] Primeiro, solicitamos aos participantes que completassem uma série de testes de pensamento divergente e convergente. Os testes tinham base visual, numérica e linguística.

Em seguida, separamos os participantes em dois grupos e pedimos a cada um para assistir e dançar junto de dois vídeos tutoriais diferentes. O primeiro ensina uma coreografia de dança estruturada. Eu apareço no vídeo realizando uma série de movimentos simples e coordenados com o ritmo regular da música, os quais pedimos que os participantes repitam. O segundo vídeo é uma sessão de dança improvisada na qual incentivo os espectadores a se concentrar em uma parte do próprio corpo, como os braços, por exemplo, e então copiar meus movimentos braçais improvisados. Depois, eu paro de me mover, mas peço que os participantes continuem com os próprios movimentos de braço improvisados até eu lhes dizer para mover uma parte diferente do corpo ou se mover num estilo diferente — como robôs, por exemplo, ou folhas flutuando ao vento, ou roqueiros que curtem um som pesado.

Na segunda parte do estudo, pedimos a ambos os grupos que completassem outra rodada de testes cognitivos e de resolução de problemas. Quando analisamos os resultados, descobrimos que as pessoas que haviam dançado com o vídeo de coreografia estruturada foram mais rápidas na solução de quebra-cabeças de pensamento convergente. Um dos quebra-cabeças era uma tarefa de decisão lexical, na qual os participantes recebiam uma série de letras, como "FAMERIA", e tinham que pressionar um de dois botões em um teclado de computador para indicar se achavam que a sequência formava uma palavra de verdade ou uma não palavra. Eles foram encorajados a realizar essa ação o mais rápido possível. Essa tarefa mede a velocidade com que a mente dos indivíduos é capaz de processar palavras apresentadas visualmente. Descobrimos que, após vinte minutos de dança estruturada, o processamento do pensamento acelerou, sem nenhuma perda de precisão. Mas não houve melhora no pensamento divergente ou "criativo".

Entre as pessoas que realizaram vinte minutos de dança improvisada, não houve aumento na velocidade de pensamento, mas descobrimos que se tornaram mais criativas nas respostas que deram às tarefas de pensamento divergente. Por exemplo: antes de dançar, os participantes foram capazes de gerar cerca de quatro ou cinco usos alternativos para um objeto comum, como tijolo ou jornal, mas, depois da dança, conseguiram pensar em sete ou oito. É um aumento de quase cem por cento na produção.

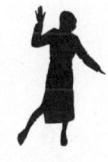

Estamos tão presos aos nossos padrões estabelecidos de comportamento, movimento e pensamento no cotidiano atribulado que às vezes é difícil ser espontâneo. Não me entenda mal: os padrões de pensamento estabelecidos têm sua utilidade. Eles nos permitem prever o que estamos prestes a ver e a ouvir, servem de guia para como devemos nos comportar ao irmos a um lugar novo e podem nos ajudar a resolver ambiguidades enquanto processamos informações sobre nossos arredores. Padrões de pensamento estabelecidos se desenvolvem com a experiência; nós os construímos ao longo da vida para agir com mais eficiência.

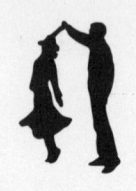

Por exemplo: imagine-se ouvindo um conhecido falar em uma chamada telefônica entrecortada. Por mais que só dê para ouvir certas partes do que a pessoa está dizendo, talvez você seja capaz de juntar o significado das palavras a partir do contexto da conversa e do conhecimento que tem a respeito do interlocutor. Nesse caso, você está usando padrões de pensamento estabelecidos para evitar ambiguidades ou preencher informações ausentes.

No entanto, pensar no piloto automático também tem suas desvantagens. Pode nos levar a confundir as coisas. Se estamos presos em nossa rotina de pensamento, temos dificuldade de ser criativos e de processar novas informações que não se encaixem em um padrão já definido e reconhecível. Mas basta mudar a forma de se mover para mudar a forma de pensar. A dança improvisada sacode e rearranja nossos padrões de comportamento estabelecidos, o que, por sua vez, nos ajuda a romper com padrões de pensamento estabelecidos. Mais à frente, neste mesmo capítulo, daremos uma olhada em como usar a improvisação dessa maneira.

LEM-BRAN-ÇAAAS!

Como os dançarinos conseguem se lembrar das coreografias? Imagine-se tendo que aprender a sequência de passos de dança da página ao lado ou, melhor ainda, tente aprendê-la com o corpo.

Se você não tem conhecimento de dança, essa pequena sequência pode ser difícil de aprender. Porém, se já participou de alguma dança de linha, reconhecerá o passo como *grapevine*. Sua mente codificará a ação como "fazer o *grapevine*" e, como informação condensada, ela ocupará menos espaço e dará à sua memória mais oportunidades de pensar (e de aprender) outras coisas.

Familiarizar-se com os nomes de sequências de movimentos pode melhorar radicalmente sua capacidade de aprender e de lembrar as coreografias. Isso se chama "efeito de familiaridade".

Virado para a frente.

Comece com os pés juntos.

1. Dê um passo lateral para a direita com o pé direito.
2. Dê um passo lateral para a direita com o pé esquerdo, cruzando-o na frente do direito.
3. Dê um passo lateral para a direita com o pé direito.
4. Bata o pé esquerdo no chão ao lado do pé direito.
5. Dê um passo lateral para a esquerda com o pé esquerdo.
6. Dê um passo lateral para a esquerda com o pé direito, cruzando-o na frente do esquerdo.
7. Dê um passo lateral para a esquerda com o pé esquerdo.
8. Bata o pé direito no chão ao lado do pé esquerdo.

Agora repita a sequência diversas vezes.

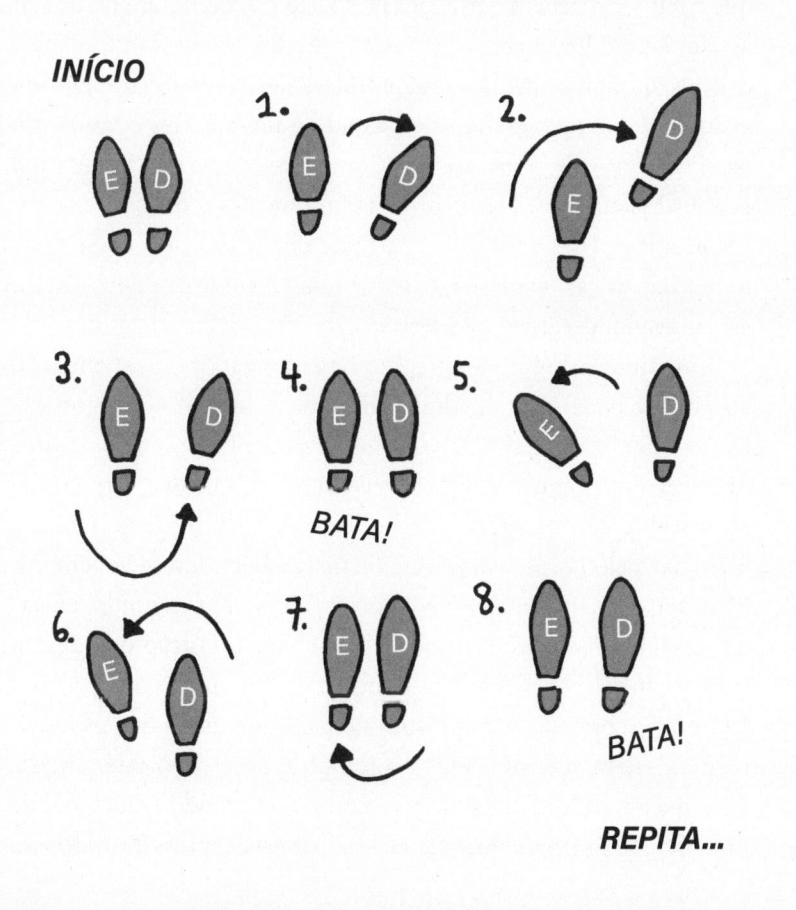

INÍCIO

1.

2.

3.

4. **BATA!**

5.

6.

7.

8. **BATA!**

REPITA...

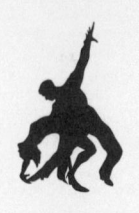

E também pode ser usado para tentar aprender estilos diferentes de dança: ao se familiarizar com a "linguagem" física de um estilo específico, sua capacidade de aprendê-lo e de executá-lo deve melhorar. Não desanime caso você tente aprender um novo estilo e tenha dificuldade de acompanhar sequências de movimentos: é compreensível, por mais que domine outro tipo de dança. Dica de ouro: se não há ninguém por perto para lhe dizer os nomes dos variados passos, ou se o nome ensinado não significa nada para você (fiquei completamente perplexo ao ouvir falar de "fleckeryl reverso" quando estava aprendendo valsa vienense), então basta criar seus próprios nomes; será muito mais fácil se lembrar deles.

Dançarinos de shows comerciais precisam aprender coreografias bem depressa. Um coreógrafo demonstra os movimentos e os profissionais precisam aprendê-los apenas observando e repetindo o que é feito, e recebem correções por parte do coreógrafo ou de seu assistente. Ao longo desse processo, é pouco provável que os dançarinos anotem o que devem aprender; eles confiam na memória visual, no que aprenderam no passado e no que lhes é familiar a partir de anos de treinamento. Como disse certa vez a bailarina Natalia Makarova: "Os dançarinos são treinados a 'devorar' as danças — a ingeri-las e torná-las parte de quem eles são. Trata-se de memórias físicas; quando os dançarinos sabem uma dança, aquilo está gravado na carne e nos ossos."

Em primeiro lugar, eles precisam memorizar os movimentos do corpo, que podem ser divididos em movimentos motores grossos, como os grandes gestos envolvendo os membros, e movimentos motores finos, aqueles que envolvem mãos e dedos, expressões faciais, diferentes posturas corporais, além das tensões retidas e liberadas pelo corpo. Os profissionais também devem se lembrar de dezenas de informações adicionais, como, por exemplo, entradas e saídas, os padrões dispostos no chão, a posição que devem ocupar em relação aos outros dançarinos. Eles precisam aprender a interagir com as outras pessoas no palco, de modo que os movimentos saiam sincronizados no tempo e no espaço. Além disso, têm que aprender a música, bem como o conteúdo emocional de uma obra, e normalmente espera-se que eles expressem tudo isso ao mesmo tempo que assumem a personalidade de um personagem. Portanto, como podemos ver, existem camadas de sutileza nos movimentos, e é esperado que os dançarinos aprendam e se lembrem de tudo sem o auxílio de uma partitura.

Adoro assistir a *Strictly Come Dancing*, na BBC, e *Dancing with the Stars*, quando estou nos Estados Unidos, tanto pelo processamento mental extremo que os artistas realizam quanto pelas performances incríveis. E costumo pensar que, se tivéssemos a capacidade de enxergar a atividade complexa que se passa dentro da cabeça deles, nós os aplaudiríamos dez vezes mais alto.

Para se ter uma ideia de como o *Strictly* é desafiador, imagine uma situação em que você precisa aprender uma língua nova a cada semana, como, por exemplo, mandarim na Semana 1, russo na Semana 2, espanhol na Semana 3, e por aí vai. Então sua conversação naquela língua é testada na frente de oito milhões de pessoas e uma bancada de especialistas em linguística. É isso que os competidores devem fazer. Por mais que não estejam aprendendo uma nova língua falada, estão aprendendo uma nova linguagem de movimento.

Continuando com a metáfora linguística: não são apenas os passos e movimentos — ou seja, vocabulário e sintaxe — que os competidores precisam aprender em um espaço de tempo muito curto, mas como falar aquela língua, como fazer o corpo "enunciar" aquelas palavras, conjugar os verbos, escolher as expressões idiomáticas corretas para expressar o que deseja dizer...

E não é só o cérebro das celebridades competidoras que precisa fazer hora extra nesses programas de dança. Por vezes, os dançarinos profissionais também passam por uma maratona de exercícios mentais extrema. Em novembro de 2019, Neil Jones, um dos bailarinos profissionais, machucou o joelho logo antes da transmissão ao vivo. Nossa, que pesadelo... bem, estamos falando de um especial de Halloween! Mas, em uma cena que lembra o musical *Rua 42* — em que a estrela se machuca, uma corista entra em ação para salvar o dia e acaba fazendo a melhor performance de sua vida — outro profissional, Kevin Clifton, assume o lugar dele. Ele aprendeu a coreografia de Neil em mais ou menos 45 minutos, subiu ao palco e, com uma mãozinha de Alex Jones, sua parceira famosa, fez uma apresentação quase perfeita. Uma estrela.

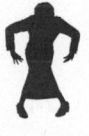

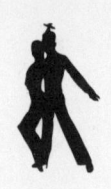

Kevin Clifton aceitou o desafio e salvou o dia. É claro que foi mais fácil para ele, como dançarino profissional, aprender a coreografia inteira em 45 minutos do que teria sido para um dançarino menos experiente, porque Kevin está muito mais familiarizado com a linguagem da dança.

Caso deseje aprender passos de dança como um profissional, há duas técnicas que você pode usar para ajudar a aprimorar sua memória: marcar e dormir.

A marcação é uma técnica usada pelos dançarinos para ajudá-los a aprender e a ensaiar sequências de passos de dança. É o contrário de dançar "pra valer". Dançar pra valer significa fazer tudo exatamente como deveria ser feito; saltar com vontade, executar todas as piruetas necessárias e estender ao máximo braços e pernas. Marcar envolve fazer movimentos de um jeito mais discreto, de modo a economizar energia; ou substituir um conjunto de movimentos por outro. Por exemplo: os dançarinos costumam modelar o exercício com as mãos antes de executá-lo pra valer com os pés e as pernas.

A marcação pode ser uma técnica útil para conservar energia; desse modo, um dançarino pode ensaiar por várias horas sem se desgastar fisicamente. Existem também evidências de que a marcação pode ajudar as pessoas a aprender coreografias porque envolve menos esforço de pensamento do que dançar algo pra valer, então acaba sobrando um espaço cognitivo para aprender e se lembrar de outros aspectos da dança.[15]

E os outros aspectos da dança? Aprender uns passos novos é uma coisa, mas como fazer o corpo executá-los? Como controlar as diferentes partes do corpo e movê-las seletivamente? Talvez você note que os jurados de programas como *Strictly Come Dancing* muitas vezes falam da importância de separar a metade superior e a inferior do corpo, mantendo uma parte imóvel enquanto a outra se movimenta. Em termos de dança, isso se chama isolamento; em termos cerebrais, significa ser capaz de controlar a ativação em uma parte do cérebro ao mesmo tempo que a maximiza em outra.

Para pôr em prática o que estou falando, da próxima vez que você for a pé para algum lugar, concentre-se em quais partes do corpo estão em movimento. Depois, escolha uma parte, como um braço, por exemplo, e volte a andar, mas dessa vez mantenha-o totalmente imóvel. Qual é a sensação? Agora, tente de novo com outra parte do corpo e, enquanto caminha, mexa-a mais devagar ou mais depressa do que o normal. Vamos supor que você escolheu acenar com a cabeça: assim, agora você está andando normalmente com as pernas, mantendo um dos braços imóvel e balançando a cabeça para cima e para baixo. Qual é a sensação? Você deve se sentir como um dançarino. Controlar diferentes partes do corpo é uma das técnicas extraordinárias que os dançarinos aprendem a fazer. E tudo isso acontece na área motora do cérebro.

A área motora do cérebro percorre uma faixa que vai do topo da cabeça até as orelhas. Cada parte controla o movimento de uma região do corpo diferente, dos dedos dos pés até os lábios. É mais fácil controlar os movimentos de algumas partes do que de outras porque existem aquelas que ocupam mais espaço da área motora. Por exemplo: os movimentos de nossas mãos e dedos é mais importante, em termos de função motora, do que os dos quadris e do tronco.

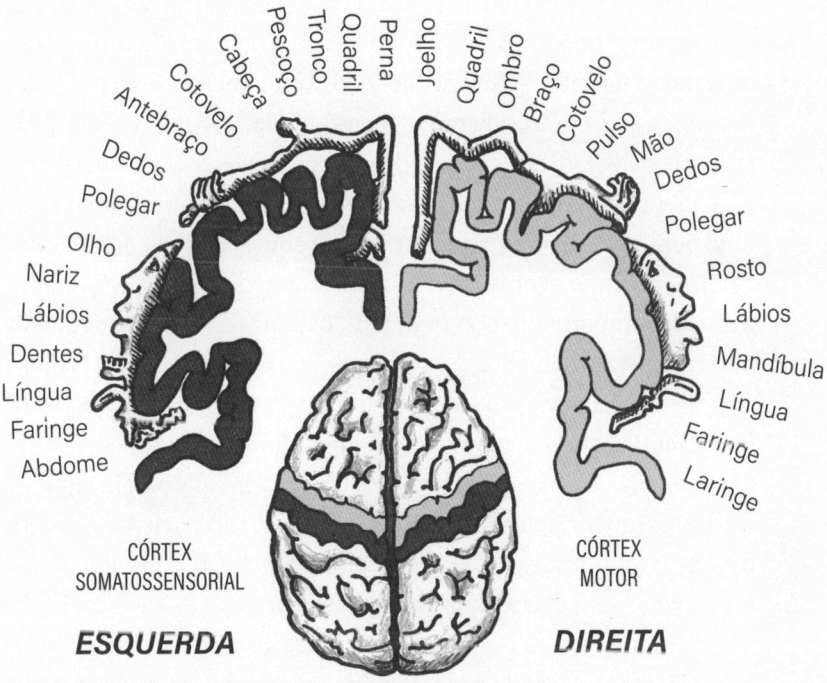

Um "mapa" neurológico das áreas do cérebro humano dedicadas ao processamento de funções motoras, ou funções sensoriais, para diferentes partes do corpo. Note que o tamanho de cada região não está relacionado com o seu tamanho real, mas com a complexidade dos movimentos que é capaz de executar.

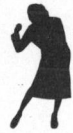

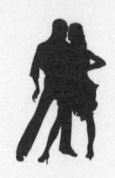

Como dançarinos, precisamos superar as limitações inerentes à área motora e ter níveis iguais de controle sobre todas as partes do corpo. Se você dança lindy hop, aprenda um pouquinho de kathak; ou, caso seja um bailarino dedicado, experimente aprender um pouco de dança de quadrilha para ver como é.

E o ideal é fazer isso não de manhã nem de tardinha, mas na hora de dormir! O que nos leva à outra técnica para aprimorar a memória. Os cientistas concordam que o melhor momento para aprender uma coreografia, ou qualquer outra coisa, é antes de ir para a cama.

Isso se dá porque o cérebro constrói novas estruturas de conhecimento, conhecidas como *schemas* ou "esquemas", durante o sono, e são essas estruturas que sustentam nossa capacidade de aprender e de lembrar informações.

Em 2002, um time de cientistas do Laboratório de Neurociência da Escola de Medicina de Harvard estava particularmente interessado nessa ideia e decidiu explorar o efeito do sono na memória das pessoas em termos de movimentos.[16] Eles ensinaram aos indivíduos uma dança de dedo — uma sequência de movimentos com o uso de um único dedo — e avaliaram o quanto eram capazes de lembrá-la 12 horas mais tarde. Os resultados foram incríveis. As pessoas que aprenderam a dança e então dormiram antes de ser testadas tiveram uma performance muito melhor do que aquelas que a aprenderam e permaneceram acordadas antes do teste. O mais impressionante é que não importa quando se durma, os indivíduos ainda obtêm o mesmo aperfeiçoamento de desempenho por mais que aprendam alguma coisa e então esperem o dia todo antes de dormir. O aspecto importante é que a melhora no desempenho acontece *após* o sono. Caso um dia você se encontre numa situação em que precisa aprender uma sequência de movimentos corporais, seja paciente consigo mesmo e vá dormir. Ao acordar, seu cérebro terá consolidado os movimentos e seu desempenho será melhor.

Acredita-se que a consolidação da memória seja facilitada pela comunicação entre diferentes regiões do cérebro, em especial o hipocampo e o neocórtex. O hipocampo abriga o sistema de memória de curto prazo; trata-se de um lugar onde processamos novas informações ou trabalhamos aquelas nas quais estamos pensando no momento. As novas informações precisam ser integradas às nossas estruturas de memória de longo prazo para que sejamos capazes de retê-las. Isso se dá no neocórtex, a camada externa do cérebro. Embora as informações desapareçam rapidamente da memória de curto prazo ou de trabalho, a consolidação na memória de longo prazo pode preservá-las por toda a vida.

Ainda me lembro de coreografias que aprendi na adolescência, e isso se dá porque todas as informações a respeito dessas coreografias foram consolidadas dentro das minhas estruturas de conhecimento de longo prazo.

PARKINSON

Em 2007, fiquei sabendo de uma das descobertas científicas mais surpreendentes a respeito da dança. Um grupo de fisioterapeutas relatou os resultados de um estudo com base na prática do tango e na condição neurológica do Parkinson.[17] Descobriram que, quando as pessoas com Parkinson participavam de uma série de aulas de tango em dupla, seus sintomas físicos apresentavam uma melhora notável. Portadores de Parkinson não têm quantidades suficientes de uma substância química chamada dopamina porque as células que a produzem deixaram de funcionar como deveriam, o que dá origem a uma série de sintomas físicos e mentais, como perda de equilíbrio, tremores, rigidez e lentidão nos movimentos, dificuldades de raciocínio, dores, ansiedade e depressão.

Quando ouvi falar dessa descoberta, tive minhas dúvidas. Eu simplesmente não acreditei que sintomas causados por uma neurodegeneração pudessem melhorar graças a algumas aulas de tango. No entanto, como já tinha visto o incrível poder da dança no auxílio de pessoas que sofrem de uma grande variedade de condições, fiquei intrigado a ponto de testar a descoberta por conta própria. Reuni uma equipe de cientistas de alto nível, incluindo um neurocientista, um fisioterapeuta, um psicólogo cognitivo, um terapeuta ocupacional e um antropólogo social, além de especialistas em dança improvisada, balé, dança de salão e showdance, e montei um laboratório para iniciar a investigação.[18]

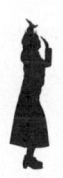

A pesquisa original nessa área havia mostrado que a dança era capaz de aliviar os sintomas *físicos* do Parkinson, tais como o equilíbrio e a capacidade de andar, e eu queria ver se também haveria efeito em outros sintomas. Minha intenção era verificar os efeitos da dança no pensamento e na solução de problemas, na qualidade de vida e na depressão.

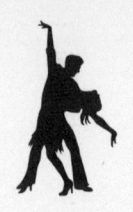

No primeiro dia de estudo, avaliamos um grupo de homens e mulheres portadores de Parkinson com base em uma ampla variedade de competências físicas, bem como em habilidades de raciocínio e solução de problemas e em qualidade de vida. Poucos dias depois, nossos voluntários começaram a dançar. Eles participaram de sessões de contato-improvisação duas vezes por semana. Ao concluírem a primeira sessão, a maioria reclamou que aquilo não era dança. Rolar pelo chão, apoiar-se na parede e entrelaçar e mexer os braços com outra pessoa (ao som de baleias acasalando) não era o que eles esperavam. Tivemos medo de que ninguém fosse voltar para a segunda sessão, mas não foi o que aconteceu. Em nome da ciência, todos eles voltaram e, ao fim de dez sessões, já amavam a liberdade do contato-improvisação. Alguns dias depois do último encontro de dança, reavaliamos todo mundo com base nos mesmos parâmetros de antes, e o que descobrimos foi extraordinário.

Um dos testes que realizamos envolveu cronometrar quanto tempo as pessoas levavam para se levantar de uma cadeira e caminhar certa distância. Portadores de Parkinson muitas vezes sofrem prejuízos nesses movimentos, pois a neurodegeneração os desacelera e afeta o equilíbrio. Descobrimos que, depois de dez sessões de contato-improvisação, os participantes se mostraram muito mais rápidos nessa tarefa física fundamentalmente importante. Outro teste examinou o bem-estar emocional das pessoas e o desconforto corporal, e ambos os aspectos haviam apresentado uma melhora considerável ao longo do estudo. Por fim, foi impressionante ver os avanços no modo como os indivíduos pensavam e resolviam problemas. A dança, ou o ato de rolar no chão ao som de baleias, os fez pensar de modo diferente e com maior criatividade.

Todos os integrantes do time de pesquisa ficaram surpresos, mas, como cientistas céticos que somos, sabíamos que ainda não deveríamos ficar empolgados antes da hora. Nós nos sentamos ao redor de uma mesa e decidimos que seria melhor repetir os testes, só para garantir. Portanto, montamos outro estudo, recrutamos mais pessoas com Parkinson e mudamos o estilo de dança. Dessa vez, guiamos os participantes em meio a danças específicas, como o Charleston (dança nascida nos anos 1920, nos Estados Unidos, pouco após a Primeira Guerra Mundial), uma coreografia de Bollywood, um pouco de *Cockney knees-up* (dança típica da cultura popular inglesa com origens irlandesas) e de *Os embalos de sábado à noite*, todas ao som de músicas com ritmo bem marcado. Também medimos o humor de todos em diversos momentos antes, durante e depois das sessões. Doze semanas mais tarde, tivemos o prazer de encontrar as mesmas melhorias nas funções físicas e na qualidade de vida dos indivíduos. Além disso, pela primeira vez, notamos uma redução nos sentimentos de depressão, raiva e tensão e um aumento no nível de vigor. As pessoas se sentiam mais felizes e menos cansadas depois de uma hora dançando ao som de uma batida marcada.

Portanto, a mensagem é: seja qual for seu estado, faça um favor ao corpo e à mente e dance. Os movimentos não precisam ser complexos nem desafiadores. Veja a incrível história da visita de Helen Keller à famosa dançarina Martha Graham. Keller, autora e ativista estadunidense que era cega e surda, encontrou Graham em seu estúdio de dança. Quando sentiu as vibrações dos movimentos dos dançarinos no chão, Keller perguntou o que estavam fazendo. "Pulando", disse Graham. Ao que Keller respondeu: "O que é pular?" Então, Graham pediu a um dos dançarinos, Merce Cunningham, que ficasse de pé na barra e gentilmente posicionasse as mãos de Keller na cintura dele. Ao pular, Keller acompanhou os movimentos com os dedos, sentindo os músculos do dançarino se esticarem e relaxarem, além de experimentar todos os movimentos do corpo conforme ele subia e descia. Em sua autobiografia, Graham recorda que "a expressão de Keller passou de curiosidade à alegria. Dava para ver o entusiasmo crescer no rosto dela conforme ela jogava os braços no ar". Quando Merce parou, Keller exclamou: "Ah, que maravilhoso! Isso se parece com o pensamento! Isso se parece com a própria mente."

Dançar, assim como pensar, nos permite flexionar músculos que transcendem o domínio do puramente físico — afeta nossa saúde social, cognitiva e emocional e significa que, quando dançamos, damos um gás em todos esses aspectos da vida.

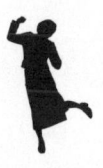

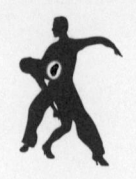

O PODER DA IMPROVISAÇÃO

Vejamos o que acontece quando, em vez de seguir uma coreografia familiar ou repetir uma dança que conhecemos bem, nós nos forçamos a abrir mão de tudo e dançar livremente, sem nenhuma intenção ou estrutura. Como isso impacta nosso cérebro e nosso modo de pensar?

A improvisação é o ato de criar algo novo, de forma extemporânea, ou seja, sem nenhum planejamento ou preparação. Comprometer-se com a improvisação tem um efeito crucial no modo como as pessoas pensam em todas as camadas sociais. Quando improvisamos, nosso cérebro faz um treino mental completo; precisamos acessar uma ampla base de conhecimento e ser criativos, inovadores e flexíveis. Isso pode ser difícil, porque estamos muito acostumados a planejar tudo aquilo que fazemos ou a agir de acordo com o que foi determinado por outra pessoa. A improvisação exige que nossas ações sejam guiadas pela intuição, que consiste no processamento rápido de informações já vivenciadas. Não precisa ser complicado. Para experimentar agora mesmo, basta pôr uma música para tocar e mover alguma parte do corpo de um jeito que nunca moveu antes.

As técnicas de improvisação são usadas com frequência na música, no teatro, na dança e em outras formas de arte, e há uma tendência crescente de aplicá-las em outras áreas, tais como negócios, educação e treinamento, desenvolvimento de produtos e saúde. Quando comparamos especialistas com novatos, um dos maiores diferenciais é a capacidade de improvisação. Por exemplo: Carol Livingston e Hilda Borko, duas educadoras estadunidenses, afirmam que a capacidade de improvisação é uma característica que diferencia os professores experientes dos jovens profissionais.[19] Elas relatam que professores experientes usam muito mais técnicas de improvisação ao dar uma aula do que os novatos, porque são capazes de fazer uso de extensas redes de informações de fácil acesso, o que lhes permite selecionar rapidamente estratégias, explicações, rotinas e informações relevantes em tempo real enquanto a aula prossegue de modo dinâmico. A improvisação libera o professor hábil de ter que se ater a um roteiro e permite que ele atenda às necessidades dos alunos de modo mais flexível à medida que as demandas vão surgindo. As habilidades de improvisação também são essenciais nos negócios, permitindo que as pessoas identifiquem e explorem oportunidades de criar novos produtos e novas formas de gerir a empresa. Tendo trabalhado com vários negócios, vi como aqueles com confiança e *know-how* para improvisar alcançam resultados incríveis.

Dançar é uma ótima maneira de praticar a improvisação porque não há necessidade de nenhuma habilidade especial nem de equipamentos. Tudo que precisamos fazer é testar algo com o corpo que nunca testamos antes. Por exemplo: tente andar com um requebrado a mais nos quadris, ou de um jeito pomposo, ou faça novos padrões com os braços agitando-os no ar de um jeito único. Às vezes, é mais fácil improvisar inspirando-se nos movimentos da natureza ou em uma música. Ou, caso esteja se sentindo mais ousado, você pode buscar inspiração no artista e coreógrafo estadunidense Remy Charlip, que certa vez falou em um programa de rádio a respeito de um manual de instruções de dança, no estilo faça você mesmo, que ele sonhava em fazer:

> *Eu chamaria de* Dances Any Body Can Do *[um jogo de palavras em inglês que pode significar tanto "danças que qualquer um pode fazer" quanto "danças que qualquer corpo pode fazer"]. E seriam basicamente danças dentro do ambiente doméstico, como dançar na porta, dançar nas escadas, dançar na cama e outras danças que podemos fazer e que seriam bastante simples. E gostaria de fazer um segundo livro...* More Advanced Dances *[ou danças mais avançadas], que seriam bem difíceis de pôr em prática, como dançar na pontinha de uma vela acesa ou dançar numa nuvem...*

Por que não dar uma chance? Você se surpreenderá com os resultados!

FICAR PARADO

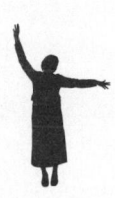

Em 1990, Madonna lançou uma música chamada "Vogue", cujo primeiro verso é "Strike a pose" (ou "Faça uma pose"). A premissa básica da música é que, caso você queira escapar das dores da vida e ser outra pessoa, uma melhor, então o certo a fazer é se soltar na pista de dança; a ideia é que "fazer uma pose" pode ajudá-lo a destravar a imaginação, e lá você encontrará beleza interior e inspiração. Com certeza trata-se apenas de uma música pop, mas diversos estudos científicos parecem mostrar que fazer uma pose (ou parar de um jeito específico) pode mudar a maneira como as pessoas pensam e sentem.

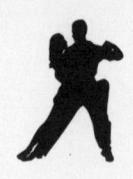

Um dos estudos psicológicos mais influentes publicados até o momento neste século foi conduzido por Dana Carney, Amy Cuddy e Andy Yapp nas universidades Columbia e Harvard em 2010.[20] Quarenta e duas pessoas foram divididas em dois grupos e precisaram ficar de pé ou sentadas em uma série de poses. Os participantes do primeiro grupo foram postos em "poses de alto poder". Uma pose de alto poder envolve ficar de pé ou sentado passando uma imagem de confiança, relaxamento e segurança. Imagine-se reclinado na cadeira, com os braços na nuca e os pés apoiados na mesa à sua frente, ou debruçado em uma mesa com os braços bem abertos. Os participantes do segundo grupo foram postos em "poses de baixo poder", ou seja, poses que parecem fechadas e reprimidas. Imagine-se sentado em uma cadeira com os pés coladinhos no chão e as mãos cruzadas no colo, ou de pé com as pernas e os braços cruzados. Todos tiveram que manter as poses por um total de dois minutos.

A equipe de pesquisa mediu três aspectos. Primeiramente, perguntaram aos participantes o quanto se sentiam "poderosos" ou "no comando". Talvez não seja surpreendente, mas aqueles que haviam feito poses de alto poder, tanto de pé quanto sentados, sentiram-se mais poderosos e no comando do que aqueles que haviam ficado de pé ou sentados em poses de baixo poder.

Em segundo lugar, eles prepararam para os participantes uma tarefa de apostar e "correr riscos". As pessoas recebiam dois dólares e um dado e podiam ficar com o dinheiro (a aposta segura) ou jogar o dado (a aposta de alto risco). Caso elas jogassem o dado e desse um número ímpar, perdiam os dois dólares. Mas, caso jogassem e desse um número par, ganhavam quatro. O que você faria? Os cientistas descobriram que 86% daqueles que haviam feito poses de alto poder acabaram escolhendo a aposta de alto risco, em comparação com apenas 60% das pessoas que ficaram em poses de baixo poder. Ao que parece, o simples ato de ficar de pé ou sentado em uma posição específica por alguns minutos já é o suficiente para mudar a maneira como as pessoas se sentem em termos de poder, além de influenciar o comportamento delas em relação à tomada de riscos. Isso sugere que, se você quer assumir um risco e precisa mergulhar em uma mentalidade mais ousada, deve antes fazer uma pose poderosa.

O que eu acho realmente incrível é a terceira descoberta da pesquisa. Antes que os participantes assumissem suas posições, cada um deles precisou fornecer uma amostra de saliva, que foi utilizada para medir as concentrações do hormônio do estresse, cortisol, e do hormônio sexual, testosterona, no corpo. Acredita-se que esses hormônios sejam marcadores de liderança ou dominância em uma pessoa, sendo que a testosterona indica um nível alto e o cortisol, baixo. Quando os participantes terminaram de posar, forneceram uma segunda amostra de saliva. Os pesquisadores descobriram que, entre as pessoas no grupo das poses de alto poder, os níveis de testosterona haviam aumentado e os de cortisol, abaixado, enquanto os integrantes do grupo de poses de baixo poder apresentaram níveis mais baixos de testosterona e mais altos de cortisol. Portanto, as posturas estáticas não afetam apenas nosso modo de pensar sobre nós mesmos, mas também influenciam nosso estado hormonal. Ficar de pé ou sentados de uma maneira específica por apenas dois minutos nos impacta profundamente. Sempre soube disso na adolescência; me sentar todo encurvado na mesa da escola fazia com que eu me sentisse incapaz e estressado, enquanto ficar de pé no estúdio de teatro com os ombros para trás me fazia sentir no controle, relaxado e preparado para assumir riscos e experimentar coisas novas.

SALTE ANTES DE OLHAR

Assim como a dança improvisada tira o cérebro de sua zona de conforto para que você consiga pensar de modo espontâneo, mudar o espaço e o ambiente no qual nos movemos pode nos inspirar a pensar de novas maneiras.

Para provar isso desenvolvi um experimento simples que você pode testar em casa. A seguir há dois problemas para solucionar. Leia-os, siga minhas instruções de movimento e então tente resolvê-los.

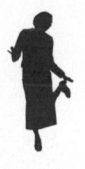

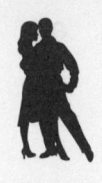

PROBLEMA 1: NOVE PONTOS
Aqui estão nove pontos. Você consegue desenhar quatro linhas retas para ligar todos eles?

○　○　○

○　○　○

○　○　○

PROBLEMA 2: IRMÃOS
Imagine-se voltando a pé para casa tarde da noite, perdido. Você chega a uma bifurcação e não sabe qual direção seguir. Há duas pessoas ali, os irmãos João e Davi. Você sabe duas coisas a respeito deles: a primeira é que ambos sabem qual caminho você deve seguir para chegar em casa; a segunda é que um deles sempre conta a verdade e o outro sempre mente, mas você não sabe qual é qual. Você tem uma chance de lhes fazer apenas uma pergunta. Qual é a pergunta que você faria para garantir que vai receber a informação necessária para encontrar o caminho de casa?

Agora, antes de tentar resolver os problemas, quero que você se levante e dê voltas pelo recinto em um padrão aleatório durante alguns minutos. Não ande em linhas retas pelos limites da sala; em vez disso, mude de direção a cada poucos passos: vire para a direita, depois para a esquerda, faça curvas grandes e curvas menores, mais fechadas. Agora pode ver se é capaz de descobrir as respostas.

SOLUÇÕES
A maioria das pessoas não consegue encontrar uma solução para o problema dos nove pontos porque pensam "dentro da caixa". Elas tentam descobrir maneiras de conectar os pontinhos desenhando somente dentro do espaço desses nove pontos, como se aqueles na borda externa do "quadrado" formassem um limite que não pode ser ultrapassado. Para solucionar esse problema, é preciso pensar

"fora da caixa", literalmente, porque você deve desenhar linhas que vão além do que se percebe como o limite do quebra-cabeça.

Eis aqui a solução:

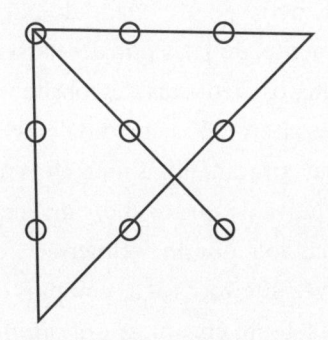

Para solucionar o problema dos irmãos, é necessário abordá-lo a partir de uma posição contraintuitiva. Você quer a verdade, mas não sabe quem a dirá. Portanto, não faz sentido pedir a qualquer um dos irmãos uma resposta sincera à sua pergunta, porque você não saberá ao certo se é verdadeira ou falsa. Você precisa fazer uma pergunta que sabe que lhe proporcionará a resposta incorreta e então fazer o oposto do que eles disserem. Vamos supor que João sempre diz a verdade e Davi sempre mente. Você só pode fazer uma pergunta, portanto, ao se dirigir a qualquer um dos irmãos, a melhor pergunta é: qual dos caminhos para casa seu irmão diria que é o certo? É necessário levar em consideração a mentira e então fazer o oposto.

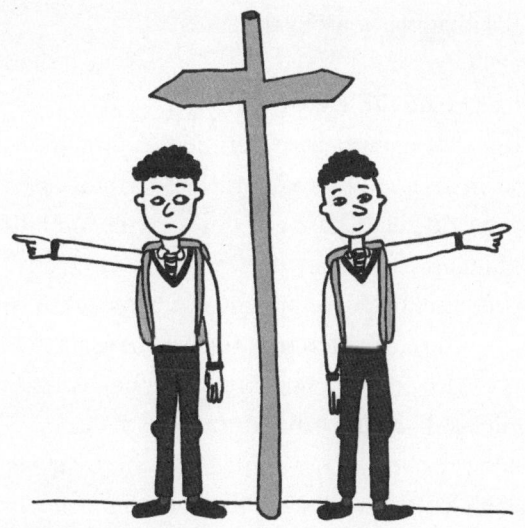

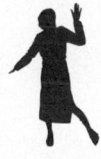

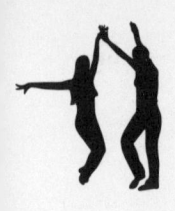

Em 2012, um grupo de cientistas vindos de Cingapura, Nova York e Michigan publicou um estudo que corrobora o experimento que você acabou de realizar.[21] Eles pediram às pessoas que percorressem o perímetro de um quadrado por dois minutos ou que andassem livremente, do jeito que desejassem, por uma sala. Surpreendentemente, os cientistas descobriram que o jeito de andar dos participantes alterou o raciocínio deles. Aqueles que andaram à vontade pela sala tiraram notas mais altas nos testes para medir a originalidade criativa do que os indivíduos que ficaram restritos e só puderam andar ao redor do perímetro.

Da próxima vez que você for às compras ou se deslocar pelo escritório ou escola, tente encontrar um caminho novo, ou ande em um padrão diferente, e então veja quais coisas novas você percebe. Olhe para cima, ou para baixo, ande de ré, de lado, em ziguezague ou mude de direção. Suba as escadas como se estivesse no cenário de um musical dos anos 1950 da MGM, ou como se fosse Rocky Balboa treinando para uma luta importante. Depois, faça uma lista de todas as coisas pelas quais você já passou centenas de vezes e nunca percebeu. Não importa se são coisas grandes ou pequenas; apenas tome consciência delas e perceba quantas partes do mundo não vemos, por mais que estejam bem debaixo do nosso nariz.

Você descobrirá que variar seu ambiente e o modo como você se desloca por ele pode fazer maravilhas em seu cérebro. Sua mente criativa entrará em ação e você começará a ver o mundo de forma diferente e a imaginar mais livremente.

O RÚGBI E O PAS DE BOURRÉE

Alguns anos atrás, realizei um experimento que demonstrou muito bem os benefícios criativos e cognitivos da dança. Esse experimento, encomendado pelo Channel 4, fez parte de um piloto para um novo programa de TV chamado *Dr. Dance*. O objetivo era ver se eu poderia melhorar o desempenho das pessoas em uma série de tarefas ensinando-lhes diferentes tipos de dança, e fui desafiado a entrar em contato com um time semiprofissional de rúgbi, abatido e fracassado, e ver se seria capaz de fazê-los vencer.

O diretor e eu chegamos à Grande Manchester em uma tarde de domingo para assistir ao nosso time perder. À primeira vista, eles eram lentos, brutos e pareciam não saber nem o nome dos colegas ou como agir de modo eficiente como time. Após observá-los jogar e treinar, eu sabia que poderia ajudar a melhorar o desempenho deles abordando três aspectos do jogo: trabalho em equipe, noção espacial e agilidade, todos fundamentais também para a dança.

Ser semiprofissional significava que todos eles tinham empregos de tempo integral além do rúgbi e só poderiam treinar à noite nos dias de semana e jogar partidas nos fins de semana. Para ajudar o time a se entrosar como grupo, organizei aulas de dança semanais. Como discuti anteriormente, mover-se em conjunto ao som de um ritmo compartilhado pode levar a níveis crescentes de comportamentos pró-sociais (ou seja, úteis) e aumentar o vínculo social. O time estava tão ocupado treinando que acabou por negligenciar um dos aspectos mais importantes da prática de um esporte coletivo: trabalhar em grupo e desenvolver-se como unidade social.

Apresentei danças country e folclóricas ao time para demonstrar os princípios de noção e de orientação espacial em grupo. Escolhi essas danças por serem semelhantes estruturalmente ao que os jogadores fazem no campo de rúgbi, além de terem exigências parecidas. No campo, os jogadores de rúgbi devem avançar em filas, procurando manter uma formação solta e flexível; eles têm que se esquivar dos oponentes e manter o tempo e a sincronia para que consigam passar a bola entre si e não deixar que os integrantes do outro time a peguem. Nas danças country e folclóricas que escolhi, uma fileira de homens, de mãos dadas, pulava para perto e para longe de uma fileira de mulheres, passava por arcos feitos por elas e se virava antes de dar as mãos novamente para formar arcos pelos quais as mulheres passariam. As danças eram levadas pela música.

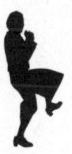

A maior parte do time se entregou ao exercício. Era um jeito prático e divertido de experimentar a mecânica de um bom trabalho em equipe sem ter que chafurdar na lama de um campo de rúgbi. Contudo, um jogador fez questão de ficar de fora e se recusou a participar. O atleta com medo de dançar era o ala. Com o porte físico de um carro de passeio da Volvo dos anos 1970 e a desenvoltura de um navio-petroleiro, ele era capaz de derrubar qualquer pessoa, mas não era ágil o bastante para desviar delas. Quando perguntei por que não queria participar, ele me disse que achava que saltitar estava abaixo de seu nível profissional. Até que é justo: algumas pessoas simplesmente não estão a fim de dançar, e eu jamais as forçaria a fazer algo que as deixasse desconfortáveis. Mas a relutância do ala em participar dos saltos não parecia bater com aquilo que eu havia percebido durante seu treinamento em campo alguns dias antes, quando ele se entregou de corpo e alma a um exercício de aquecimento muito parecido com um pulo.

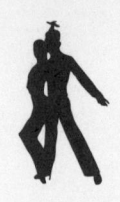

Nos dias seguintes à aula de dança folclórica, conversei com o ala sobre seu objetivo de ser um jogador de rúgbi mais ágil. Apontei as semelhanças entre os exercícios de aquecimento em campo e os movimentos envolvidos na dança. Eu queria que ele visse em primeira mão os paralelos entre os dançarinos de balé profissionais e os jogadores de rúgbi profissionais; ambos são rápidos, têm uma força incrível e, acima de tudo, são excepcionalmente ágeis. Assim sendo, tomei providências para que o ala fosse a uma aula avançada de balé masculino na Northern Ballet School em Manchester, uma das melhores escolas de balé do país, com o intuito de testar suas técnicas para aprimorar a agilidade. Em comparação com o ala parrudo, a estrutura física dos bailarinos era bem diferente. Eles eram fortes e musculosos do mesmo jeito, mas também magros e flexíveis — estavam mais para cavalos de corrida do que para os cavalos de tração da raça Shire; o físico perfeito para a agilidade ideal. Portanto, não foi surpresa que, em uma série de exercícios de salto, os bailarinos pulassem e disparassem com força e urgência enquanto o ala sofria. Era nessas áreas — poder, urgência e, acima de tudo, agilidade — que ele precisava melhorar.

O momento eureca do ala aconteceu quando o professor de balé demonstrou uma rápida série de passos conhecida como *pas de bourrée*, um passo de dança lateral em que um pé passa na frente ou atrás do outro. O ala reconheceu o movimento como uma versão mais complexa e rápida de um exercício de treinamento que seu time praticava com uma escada de corda. Com as sapatilhas de balé, ele foi capaz de sentir todo o movimento em diferentes partes do pé, em especial na região da planta. Ele sentiu mais domínio do corpo. Isso se deu graças a um aumento no nível do feedback proprioceptivo dos pés. A propriocepção é a capacidade do corpo de sentir o movimento a partir dos receptores sensoriais em músculos, articulações, tendões e pele. Os sinais do feedback proprioceptivo são enviados ao cérebro, fornecendo informações a respeito da posição atual das diferentes partes do corpo e como elas se movimentam e mudam de localização ao longo do tempo.

Para lhe dar uma noção de como isso funciona, experimente o simples exercício a seguir:

> Estenda um braço para o lado.
> Estenda o outro braço para cima da cabeça.
> Aponte o indicador das duas mãos.
> Feche os olhos e, em seguida, ainda de olhos fechados, junte as mãos à sua frente e toque a ponta de um indicador na outra.

Você é capaz de fazer essa ação graças aos sinais de feedback proprioceptivo que estão sendo enviados pelos membros em movimento para que seu cérebro saiba exatamente onde cada dedo indicador se localiza no espaço e no tempo e possa, portanto, juntá-los, por mais que você esteja de olhos fechados.

Um aumento no feedback proprioceptivo, especialmente pelos pés, eleva nossa agilidade porque assim temos mais informações sobre a localização dos nossos pés e o que estão fazendo, o que nos proporcionará mais controle dos movimentos. É por isso que, às vezes, é importante tirar um par de botas ou sapatos pesados e sentir o chão debaixo dos pés.

Depois do insight do ala, levamos o exercício do *pas de bourrée* ao campo de treinamento de rúgbi e fizemos duas mudanças simples no exercício de escada do time: eles removeram as botas de rúgbi durante uma pequena parte do treinamento para experimentar a sensação da terra debaixo dos pés e variaram a velocidade e o ritmo de execução.

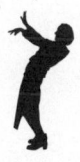

Com foco nesses três ajustes simples a um regime de treinos já estabelecido — trabalho em equipe, noção espacial e agilidade —, os jogadores começaram a atuar em conjunto e a ganhar. A noção de espaço do time melhorou, o que lhes deu uma dinâmica de grupo e os ajudou a funcionar com eficiência. O ala encontrou uma nova maneira de se esquivar e driblar outros jogadores, o que se mostrou muito mais eficaz do que tentar passar por cima de corpos maciços. Pouco a pouco, o desempenho do time e sua posição na liga foram melhorando e, com o passar da temporada, eles foram promovidos à liga acima. O ala agora pula com gosto.

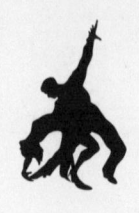

Quem diria que jogadores de rúgbi corpulentos e dançarinos maleáveis tinham tanto em comum? Assistir a uma partida de rúgbi certamente pode ser bem parecido com assistir a uma performance de dança. Ambos consistem em belos movimentos com padrões e sequências. No rúgbi, há até momentos em que um jogador é erguido no ar. Todo o experimento foi uma experiência completamente gratificante e elucidadora para mim. E, quanto mais eu entendia a dinâmica do jogo, mais apreciava as formas de seu movimento em campo.

Como disse o filósofo Alan W. Watts: "A única maneira de extrair sentido da mudança é mergulhar nela, mover-se com ela e entrar na dança." Essa filosofia fala da minha própria experiência de como a dança pode ser um catalisador para mudar o comportamento humano. Minha mensagem principal é simplesmente esta: se quiser fazer mudanças no seu modo de pensar, então comece com seu jeito de movimentar o corpo.

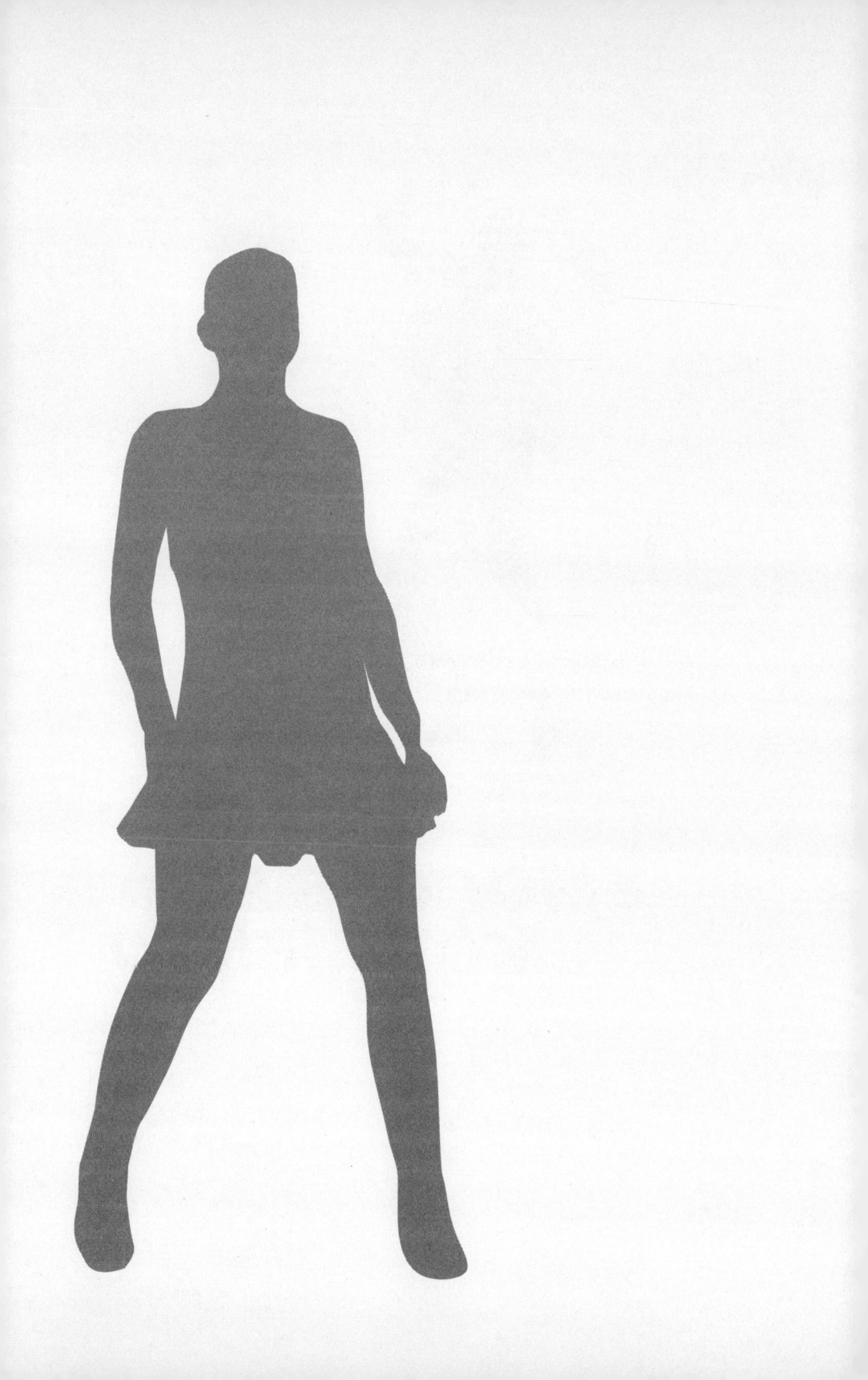

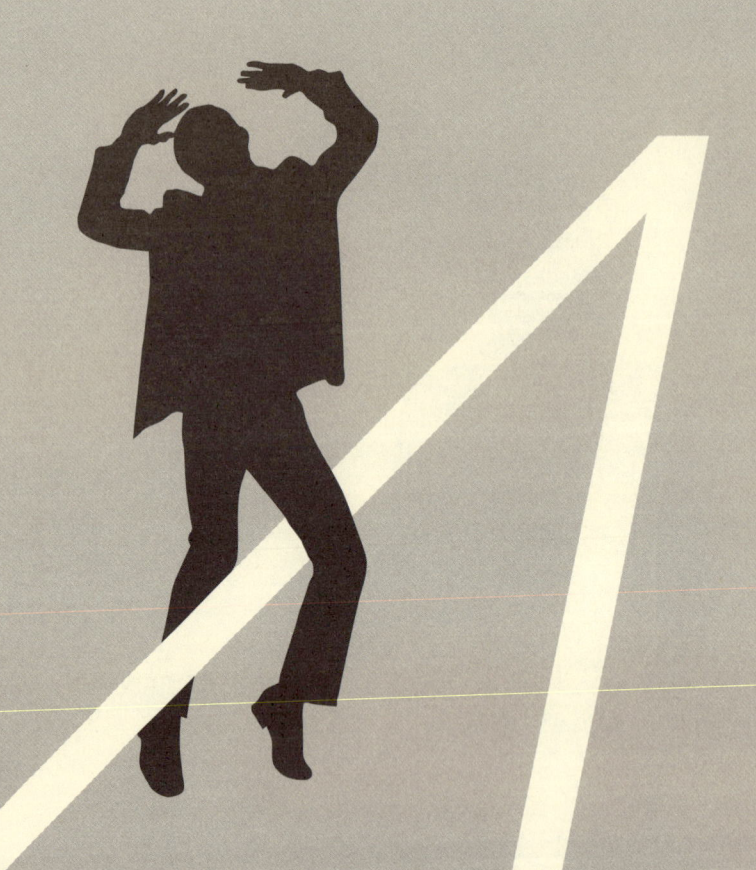

EMOÇÕES EM MOVIMENTO

"Eu danço para liberar endorfinas e me fazer feliz. Eu danço para compartilhar alegria e rir com os outros. Eu danço para sentir meu coração bater mais rápido."
— MULHER, 23 ANOS, ENQUETE DO DR. DANCE "POR QUE VOCÊ DANÇA?"

Já chorei muitas vezes de tanta emoção ao dançar. Participo de uma aula de jazz nos estúdios de dança Pineapple que começa com um alongamento, respirações profundas e música alta. Nós inspiramos e alongamos, depois relaxamos os músculos e expiramos. É na mudança da inspiração para a expiração que a emoção me pega, e preciso engolir em seco para segurar a torrente de lágrimas. É um momento que marca o início de uma catarse de uma hora, um período de limpeza emocional. O aquecimento e o alongamento duram cerca de meia hora e depois Fleur, a instrutora, ensina uma coreografia extremamente expressiva.

O corpo sabe comunicar emoções de modo brilhante, mas, tirando a aula de dança, onde temos a chance de performar com o corpo o que se passa no fundo do coração? Passamos boa parte da vida desconectando nossas emoções de nossas expressões físicas. Nós sentimos coisas, mas não podemos expressá-las. A menos que seja uma criancinha de seis anos ou um labrador, você não pode se expressar fisicamente de forma livre e espontânea. A dança dá aos humanos um rabinho para abanar. Na aula de jazz de Fleur, eu tenho um rabinho e o abano.

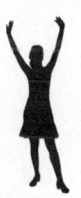

Aprendemos coreografias de diferentes estilos, alguns lentos e líricos; outros, rápidos e extrovertidos. Os dois estilos evidenciam diferentes conexões emocionais entre o corpo e o restante do mundo. As coreografias líricas parecem amplificar a intensidade de nossos estados emocionais: amor, perda, decepção, esperança, determinação, força, ambição, orgulho, ciúme, resiliência. Essas emoções são extraídas à medida que suamos e são deixadas, literalmente, no chão do estúdio de dança. Nós caímos no chão, rolamos e nos erguemos, libertando-nos de tudo que nos prende. Sentimos a emoção da dança no âmago e, por mais que estejamos em um estúdio grande e cheio de gente, há uma sensação de isolamento pessoal. Estamos dançando para nós mesmos; nos conectamos com nossos sentimentos mais íntimos, que se espalham pelo corpo em movimentos quase subconscientes. Não é à toa que as pessoas se emocionam ao dançar.

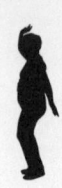

Durante as coreografias rápidas, o foco é completamente diferente. Nesses momentos, é como se tivéssemos um superpoder que nos permite produzir bolas de fogo de paixão para dizer ao mundo exatamente quem somos e como nos sentimos. Às vezes, as coreografias misturam tanto o rápido quanto o lírico, então a turma atinge um clímax catártico e expressivo.

Esse barato emocional que a dança proporciona vem da dopamina, a substância química do cérebro da qual falei na seção sobre Parkinson, no capítulo anterior. Como vimos, além de afetar o movimento, a dopamina atua em nossos sentimentos, e níveis baixos da substância se associam a sensações de ansiedade, desesperança, fadiga, desmotivação, dor, falta de energia e oscilações de humor. Dançar ao som de música é um ótimo jeito de superar esses sentimentos negativos, porque tanto o exercício quanto nossas respostas emocionais à música que estamos ouvindo podem aumentar a liberação de dopamina em diferentes partes do cérebro. Conforme os níveis de dopamina sobem, podemos nos libertar de parte dos sentimentos negativos e migrar para um estado de euforia.

Os piores períodos da minha vida foram aqueles em que parei de dançar. Fui muito besta de ter parado a fim de estudar para os diplomas superiores. Se eu soubesse na época o que sei agora a respeito de movimento e de raciocínio, teria dançado todos os dias. Lembro-me de ter ido a uma aula de tango argentino depois de passar um longo período sem dançar e ter achado complicado e difícil, mas inebriante. Fui dormir entorpecido e acordei com um sorriso de orelha a orelha. No decorrer dos anos, aprendi a me automedicar com a dança para manter o humor estável.

DANCE ATÉ ESPANTAR A TRISTEZA

A depressão pode ser imensa e arrebatadora. Quando sofremos dela, pode ficar cada vez mais difícil desligar os pensamentos negativos, o que deixa pouco espaço livre para pensarmos em outras coisas. A dança ajuda a apagar esses pensamentos e incentiva as pessoas a se concentrar, aprender e se lembrar de coisas novas.

E existe muita ciência para embasar essa afirmação. Um estudo conduzido na Alemanha examinou os efeitos da dança em pessoas que deram entrada em um hospital psiquiátrico com depressão.[22] Descobriu-se que bastava uma sessão de dança de trinta minutos para reduzir os sintomas e aumentar o sentimento de vitalidade. O estudo fez uso de uma dança feliz e animada chamada Hava Nagila — "regozijemo-nos", em hebraico. A atividade envolve dançar, cheios de vida e de energia, em círculo, ao som de músicas edificantes. Terminado o estudo, os cientistas quiseram saber se era a música por si só que levava à redução dos sintomas depressivos, então conduziram outro teste no qual um segundo grupo de pessoas com depressão ficava sentado ouvindo música. No fim das contas, esses últimos pacientes chegaram a ficar levemente mais deprimidos! Assim, parece que a dança é essencial. E o surpreendente é que aquela única sessão de trinta minutos é suficiente para levar a resultados visíveis.

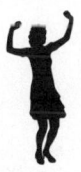

Em outro estudo — desta vez conduzido na Coreia —, os cientistas queriam saber se um programa de dança de maior duração levaria a melhorias de humor em um grupo de alunas de dezesseis anos com depressão leve.[23] As meninas foram divididas em dois grupos. Um grupo participou de três sessões de dança semanais durante doze semanas e o outro, o grupo controle, não fez nada. As sessões de dança tiveram como foco a consciência corporal, o movimento e a expressão de sentimentos e de imagens. Os cientistas descobriram que, como era de se esperar, não houve mudanças de humor por parte das meninas do grupo controle, enquanto as sessões de dança levaram a uma redução dos sentimentos de depressão, ansiedade e hostilidade nas integrantes do outro grupo. Os pesquisadores atribuíram esse alívio dos sintomas ao fato de a dança ter feito com que as meninas se sentissem mais relaxadas fisicamente, diluindo, assim, a concentração dos hormônios do estresse circulando pelo corpo.

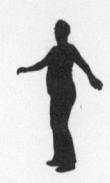

O interessante em ambos os estudos é que diferentes tipos de dança — alegre e cheia de energia no primeiro, reflexiva e expressiva no segundo — têm um impacto positivo no humor das pessoas com depressão leve e severa. E, ao que parece, quanto mais depressivo se é, maior o impacto da dança.

Dois pesquisadores do Reino Unido, Andrew Lane e David Lovejoy, deram a oitenta pessoas um questionário que avaliava emoções como tensão, raiva, fadiga, depressão, vigor e confusão. Em seguida, agruparam os participantes de acordo com o nível de depressão.[24] Eles foram separados em "grupo sem depressão" e "grupo de humor deprimido" com base na nota que obtiveram antes do exercício. Depois, todos participaram de uma sessão de dança aeróbica de sessenta minutos. Após a sessão, eles responderam ao questionário de novo. Os resultados mostraram que, depois da aula de dança, houve uma redução geral dos sentimentos de raiva, confusão, fadiga e tensão, mas a redução foi maior no grupo de humor deprimido.

Uma das maiores histórias de sucesso que já ouvi a respeito de mudanças positivas no humor e nas emoções proporcionadas pela dança vem de um programa em Edimburgo. Um grupo de professores de dança convidou viciados em processo de recuperação para uma aula de zumba no início da noite. Adultos que já tiveram vício em substâncias como drogas e álcool costumam dizer que a sensação de estar drogado faz falta e se sentem emocionalmente vazios. A aula de zumba permitiu que os participantes (a maioria homens) experimentassem um barato intenso e totalmente natural. A experiência foi transformadora para o humor deles. Depois de chegarem tristes e contidos, saíram abertos e revigorados.

AUTOESTIMA E CONFIANÇA

A poeta Kamand Kojouri escreve que dançamos "para nos apaixonarmos por nós mesmos", e isso é algo que já observei ao longo de minha carreira como dançarino e professor. Repetidas vezes, os dançarinos me contam sobre o tamanho do impacto que a dança provocou em seu senso de autoestima.

Um relatório publicado pela Health Development Agency em 2000 — após uma pesquisa a respeito da conexão entre a participação nas artes e a saúde — revelou que envolver-se em atividades de fundo artístico definitivamente melhorava a sensação de bem-estar e a autoestima dos participantes.[25] Em noventa projetos, 91% relataram um desenvolvimento na autoestima das pessoas e 82% reportaram um aumento de confiança.

Não seria maravilhoso se pudéssemos criar mais lugares onde as comunidades possam se reunir por meio da dança, em aeroportos, parques, avenidas principais e clínicas de saúde? Nós estamos, supostamente, no meio de uma epidemia de ansiedade no Reino Unido, na qual as pessoas estão sufocando debaixo do peso da baixa autoestima e da falta de confiança. Não seria ótimo se pudéssemos reduzir esse fardo por meio de mais danças comunitárias?

Uma pesquisa conduzida em Manchester, que analisou o impacto da dança e da natação na satisfação com a imagem corporal e na autopercepção física, recrutou um grupo de meninas de treze a quatorze anos insatisfeitas com a própria imagem corporal e que não faziam muitos exercícios físicos.[26] As meninas foram divididas em dois grupos — um de dança e outro de natação — e tiveram que realizar suas atividades designadas duas vezes por semana ao longo de seis semanas. Ao fim do estudo, as meninas do grupo de dança relataram enormes mudanças positivas na percepção do próprio valor físico e da atratividade, além de reduções drásticas na sensação de se acharem gordas. Para as meninas do grupo de natação, por outro lado, não houve alterações em nenhuma dessas áreas. Elas continuaram sentindo o mesmo nível de insatisfação com a própria imagem corporal que já sentiam seis semanas antes.

É por isso que sou um defensor ferrenho da dança para o bem-estar emocional. Mais do que qualquer outra forma de exercício, ela tem o poder de transformar a percepção que temos de nós mesmos.

O PODER E SENTIR-SE EMPODERADO

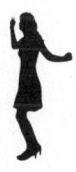

Existem ocasiões em que a dança é usada explícita e propositalmente como forma de expressar agressão e intimidação. Pensemos numa dança que hipnotizou multidões em estádios de rúgbi pelo mundo, inclusive Twickenham, o lar do rúgbi britânico. A dança é o haka, e os All Blacks da Nova Zelândia a executam antes de cada partida internacional.

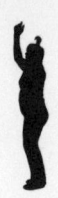

A dança envolve contorções faciais, dar a língua, arregalar os olhos, bater os pés no chão e estapear o corpo, e pode ser acompanhada de gritos, grunhidos e palavras entoadas. O haka dá energia ao time de rúgbi e faz os jogadores se sentirem poderosos. Também instila medo no time rival, assim como teria feito quando era dançado antes de batalhas até a morte.

Porque, historicamente falando, o haka é uma dança de guerra; uma antiga dança postural realizada pelos maori, o povo indígena da Nova Zelândia, antes de ir para a batalha. Há diversas variedades, incluindo o "peruperu", dança coreografada para evocar o deus da guerra e dar aos oponentes uma última chance de recuar, e o "neri", dança não coreografada feita para motivar psicologicamente o povo. Um dos propósitos do haka era unificar os dançarinos, reuni-los em um único estado de espírito. As danças de guerra bem-organizadas e executadas no andamento perfeito por todos os dançarinos (guerreiros) eram consideradas auspiciosas. Acredita-se que as danças foram passadas de geração em geração — pode ser que suas origens remontem ao século XIII, quando os primeiros colonizadores polinésios chegaram à Nova Zelândia.

Para os All Blacks, o objetivo do haka é intimidar os rivais e fazer com que eles mesmos se sintam unidos como time, poderosos e invencíveis. Alguns dos movimentos, como os gestos de cortar a garganta, tiveram que ser removidos em 2006 por serem considerados agressivos demais. Embora os All Blacks provavelmente sejam o time de dança pré-partida de rúgbi mais famoso, certamente não são os únicos a fazer o haka: times de rúgbi de Fiji, Samoa e Tonga usam uma tática parecida para se empoderar.

Cientistas no Japão e na Nova Zelândia examinaram o impacto que a dança do haka causa no estado emocional e psicológico das pessoas.[27] Após a apresentação, os dançarinos de haka relatam sentirem-se empolgados e provocadores, além de experimentarem uma sensação de dominância motivacional. Faz séculos que as pessoas sabem que movimentar o corpo de determinada maneira pode prepará-las com sucesso para a batalha. A forma como os times de rúgbi rivais lidam com o haka varia consideravelmente. Há os que ficam parados observando com medo, alguns desviam o olhar e outros os encaram de perto, desafiadores.

Jamais subestime o poder do corpo humano de comunicar emoções e gerar uma resposta nos outros: ao nos movermos de diferentes maneiras, estimulamos o cérebro de quem nos observa e, à medida que mudamos as emoções que sustentam nossos movimentos, ativamos diferentes áreas do cérebro de nossos observadores. Imagine-se assistindo a um filme emotivo, em que os atores transmitem felicidade, seguida de medo e depois de tristeza: você passará por um treino cerebral intenso enquanto processa todas essas informações. Meu filme emotivo para esse tipo de exercício é *Cantando na chuva*.

COMUNICANDO EMOÇÕES — A ABORDAGEM DE UM ARTISTA
Sempre fico encantado quando coreógrafos e dançarinos conseguem mudar como eu me sinto. A primeira lembrança que tenho disso aconteceu em uma apresentação de balé de *Romeu e Julieta* (coreografada por Kenneth MacMillan). Fiquei comovido com o amor e a ternura de Julieta e Romeu se beijando na cama. Era quase como se o casal não estivesse dançando, e eu me senti sem jeito, como um *voyeur* espionando a intimidade deles. Foi uma bela atuação e me emocionou.

Romeu e Julieta foi a inspiração para o musical *Amor, sublime amor* e a dança nesse filme também causou um grande impacto emocional em mim. As coreografias, criadas por Jerome Robbins, encarnam e comunicam perfeitamente os diferentes estados emocionais dos Jets e dos Sharks. Em uma delas, dançada ao som de "Cool", de Stephen Sondheim, podemos sentir a frustração reprimida nos movimentos firmes, bruscos e em *staccato*, enquanto a raiva de Riff é expressa em uma explosão física de músculos e membros que ecoa nos movimentos do restante do grupo.

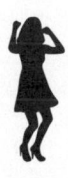

Esse é um ótimo exemplo de como uma explicação exclusivamente científica pode não dar conta de capturar a essência da verdadeira expressão e comunicação emocional. Em parte, isso acontece porque é raríssimo sentirmos apenas uma emoção. Exemplo: quando as pessoas se sentem felizes, também podem experimentar sensações simultâneas de culpa, ou, quando se sentem orgulhosas, talvez também sintam constrangimento. Nossas emoções nos atravessam feito rios. E é por essa razão que os cientistas nem sempre encontram a resposta para questões profundamente psicológicas a respeito da dança e/ou das emoções por meio de investigações acadêmicas. A ciência nem sempre é capaz de dissecar a arte e a experiência humana. Os cientistas geralmente dependem das palavras para documentar, descrever e disseminar suas observações, e como a arte e as emoções são mais poderosas do que as palavras, muitas vezes transcendem o que os pesquisadores podem extrair de seus experimentos.

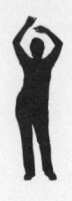

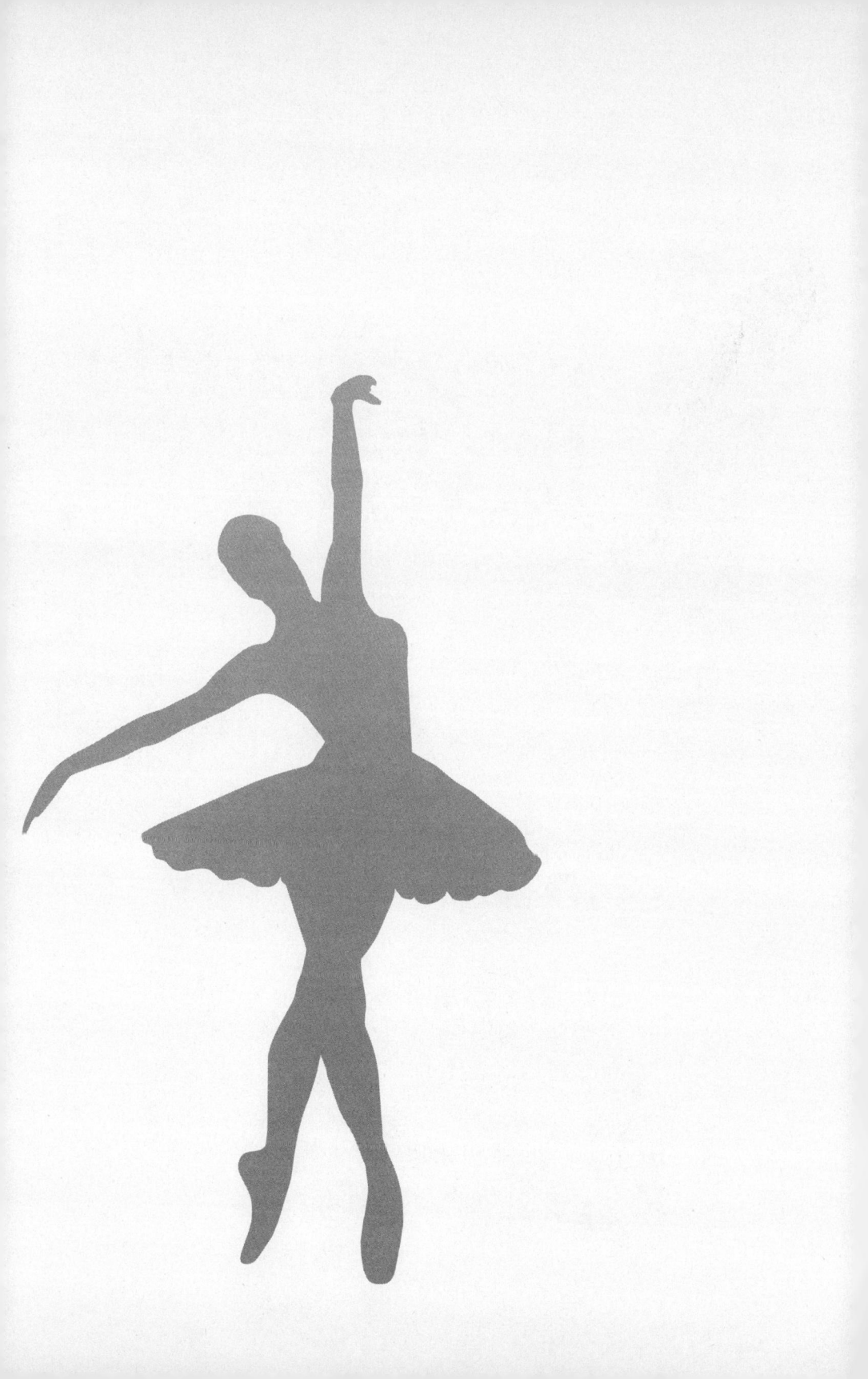

O QUE IMPEDE AS PESSOAS DE DANÇAR

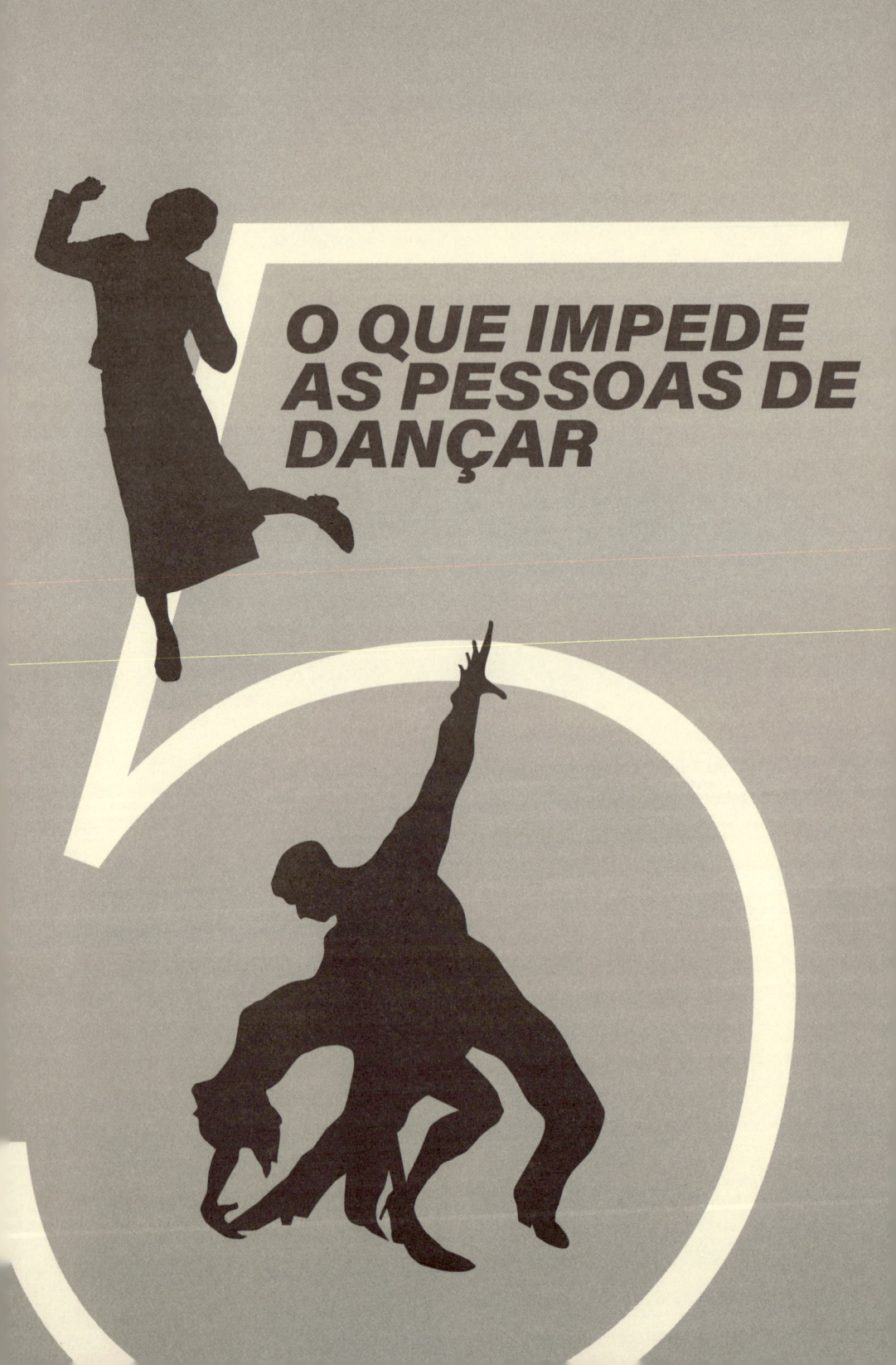

"Nós estamos normalmente mais assustados do que machucados; e sofremos mais com a imaginação do que com a realidade."
— LÚCIO ANEU SÊNECA

Dançar, como vimos, é tão bom para o bem-estar físico e mental porque tem vários elementos que, quando combinados, podem atender às necessidades de todas as faixas etárias, tanto para manter a boa saúde quanto para auxiliar na recuperação de doenças. A dança pode ser divertida, expressiva, desafiadora, estimulante e sociável.

Há, porém, uma série de fatores que impedem as pessoas de obter todos os benefícios de saúde e de bem-estar que a dança proporciona. Esses fatores incluem falta de confiança, falta de motivação, medo da quantidade de esforço envolvido e se vão ou não dar conta do recado. Bom, vai por mim, se qualquer um desses motivos o impede de dançar, continue lendo, porque vou lhe mostrar que você pode dançar independentemente de suas habilidades físicas e vou ajudá-lo a entender que dançar é para todos. Sim, todos.

A DANÇA E A AUTOESTIMA

Alguns anos atrás, realizei um estudo — uma enquete do Dr. Dance — com cerca de quatorze mil pessoas para explorar o nível de confiança quanto à dança e o impacto da idade e do gênero na maneira como esse tipo de confiança muda ao longo da vida.[28] Eis o cenário que eu montei e o que perguntei:

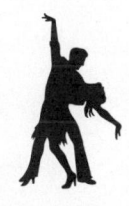

Imagine-se em uma boate, festa ou casamento dançando com outras pessoas. Imagine-se dançando ao som de sua música favorita. Você está na sua zona de conforto e se sente ótimo. Quando olha ao redor do salão, percebe que todo mundo que está dançando é da mesma idade e do mesmo gênero que você. Como eles estão dançando? Agora, responda à seguinte pergunta: em comparação com as outras pessoas de mesma idade e gênero, quão bom dançarino você se considera? Não estou falando de realização em termos de técnica ou conquistas em um estilo de dança específico (como dança de salão ou lindy hop); estou falando do quanto você se sente confiante em simplesmente se deixar levar e se mover ao som da música. Dê-se uma nota de 1 a 7, sendo 1 terrível e 7, fantástico.

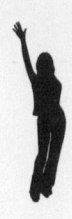

Sua resposta à pergunta será influenciada por duas formas de pensar: o quão competente ou bom você se considera em termos de dança e como acha que as outras pessoas enxergam sua dança (isso se chama "avaliação refletida").

Diversos fatores entrarão em jogo na sua avaliação. No entanto, os dois que causarão o maior efeito são sua idade e seu gênero.

Foi descoberto que a autoestima muda em períodos-chave de desenvolvimento da vida. Assim, tanto para homens quanto para mulheres, a autoestima geral é mais alta em adolescentes mais novos, abaixo dos 18 anos, do que no grupo no início da vida adulta, entre os 18 e os 22. A essa altura, a autoestima se estabiliza e parece não sofrer alterações entre os 23 e os 49. Em seguida, sobe de modo constante na casa dos cinquenta e dos sessenta antes de voltar a cair entre os setenta e os oitenta anos.

Embora a idade afete a autoestima em ambos os gêneros de maneira semelhante, existem diferenças bem estabelecidas entre homens e mulheres que influenciam a confiança na própria dança. Em geral, os homens tendem a ter uma autoestima mais alta do que as mulheres. Embora as mulheres tendam a ter uma autoestima mais elevada do que os homens em relação à conduta comportamental, moral e ética, a autoestima ligada à aparência física, ao nível de atletismo e à autossatisfação pessoal é menor em comparação com os homens.

Em meu estudo, descobri que a autoestima relacionada à confiança na dança vai mudando à medida que as pessoas envelhecem e que, em geral, é mais elevada nas mulheres do que nos homens, mas houve algumas surpresas. Vejamos o que descobri.

Embora os níveis de autoestima relacionados à confiança na dança fossem bem altos em meninas abaixo dos dezesseis anos, o índice cai drasticamente no início da vida adulta e chega quase ao ponto mais baixo da vida da mulher. Mas por que isso acontece? Uma possível razão é a competência. Vamos supor que meninas e moças usem a dança recreativa para diversos propósitos e essa mudança de propósito reflita uma mudança em sua competência na dança social. Para meninas com menos de dezesseis anos, a dança recreativa é simplesmente uma atividade legal e prazerosa. Elas podem dançar sozinhas em casa ou em pequenos grupos com outras meninas, ou talvez façam aulas formais de dança. Todas essas atividades aumentam o nível de confiança porque meninas jovens são realizadas e competentes no uso da dança para esses propósitos. Por volta dos dezesseis anos, as meninas costumam desistir das aulas formais de dança. Perguntei a centenas a respeito do seu histórico de dança e, entre aquelas que haviam parado de dançar, a maioria havia abandonado as aulas formais entre os 15 e os 18 anos. Mais ou menos na mesma época, as moças estão propensas a começar a dançar em público diante de membros do sexo oposto em festas. Quando as jovens começam a dançar desse jeito, publicamente, não se sentem realizadas nesse uso da dança social recreativa, ainda mais no início do percurso, o que talvez explique por que apresentam níveis mais baixos de confiança na própria dança.

A competência também pode explicar os baixos níveis de confiança na própria dança que vejo em meninos abaixo dos 16 anos. Níveis esses que crescem constantemente conforme eles amadurecem. Meninos com menos de 16 anos não desfrutam da mesma vantagem que as meninas de mesma idade em relação ao alto nível de autoestima porque, de forma geral, não usam a dança da mesma maneira que elas durante esse período do desenvolvimento. Em comparação com as meninas, é menos provável que os meninos jovens dancem com os amigos do sexo masculino em casa e se inscrevam em aulas formais de dança.

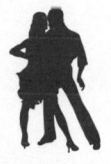

Contudo, tende a haver um aumento de confiança na própria dança por parte dos rapazes um pouco antes e depois dos vinte anos. De acordo com Charles Darwin, um evento de dança social para os jovens do sexo masculino é como se fosse uma exibição de corte. A dança social recreativa faz, portanto, parte do processo de seleção sexual, ou seleção de parceiros. Segundo essa visão, os rapazes dançam por dois motivos: para se exibirem como possíveis parceiros e para se destacarem dos concorrentes. A maneira como os rapazes dançam e o modo como as mulheres os enxergam têm relação tanto com a composição hormonal quanto com a qualidade genética. Em contextos de dança social, como boates e discotecas, é evidente que os homens estão sendo observados e avaliados como parceiros em potencial. Essa avaliação é justamente o tipo de feedback social que causa um impacto na autoestima relacionada à dança de alguém. À medida que homens e mulheres usam cada vez mais a dança como parte do processo de seleção de parceiros durante o fim da adolescência e os vinte e poucos anos, ambos os sexos se tornam mais competentes nessa função e ambos se acostumam a receber feedback de outras pessoas, o que leva a índices mais altos de confiança na dança. Estamos acostumados a ouvir que deveríamos dançar como se ninguém estivesse vendo, mas a verdade, sobretudo quando dançamos em público, é que estamos sendo observados o tempo todo, e isso pode ser algo positivo.

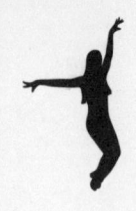

Quanto a pessoas de meia-idade, descobri que os níveis de confiança na dança eram bem mais elevados nas mulheres do que nos homens e que não mudam muito entre os vinte e tantos e os cinquenta e poucos anos. Uma razão para isso parece ser que, por volta dos 25 anos, muitas pessoas superaram a seleção de parceiros e estão começando a se firmar com os companheiros e a constituir família.

No entanto, também descobri que muitas pessoas mudam a forma de dançar ou param de dançar por completo quando encontram um companheiro e se estabelecem — o que é um alívio para alguns e uma frustração para outros. Embora muitos casais sintam um imenso prazer em dançar juntos ao longo da vida, algumas mulheres se queixaram comigo dizendo que, por mais que tenham conhecido o futuro marido por meio de danças sociais (como em uma boate, por exemplo), assim que se firmaram, ele não quis mais dançar, o que, em algumas circunstâncias, as impediu de dançar também.

Um homem de quarenta e poucos anos me disse o seguinte:

Quando eu era mais novo, a gente tinha que dançar porque estava tentando "se dar bem", por ordens da namorada ou para ostentar que sabia dançar melhor do que os amigos. Agora que sou mais velho e casado, o único motivo para dançar é se a esposa importunar. As desculpas esfarrapadas para não dançar são mais fáceis agora, tipo não gosto ou não conheço a música, meu pé está dolorido ou estou dirigindo (por isso não pude beber). Além disso, prefiro ver as mulheres dançando, e não dá para fazer isso com tanta facilidade se a gente está dançando e se concentrando nos próprios passos.

E então temos Sofia, uma mulher de cinquenta e poucos anos que me falou da experiência de dançar com outro homem pela primeira vez depois de ter se casado. Sofia amava dançar. Na infância, dançava o tempo todo: fazia aula de balé todos os dias depois da escola e treinava numa barra improvisada em casa. Ela sonhava em dançar os papéis principais nos palcos mais importantes do mundo. Sofia morava em uma aldeiazinha no leste europeu e, aos quinze anos, apaixonou-se pelo vizinho. Eles casaram aos dezessete e ela deu à luz seu único filho um ano mais tarde. Seu sonho de dançar foi pouco a pouco esmorecendo até que sumiu por completo ao longo do casamento com Vladimir e do início da maternidade. Sofia passou a se distrair com uma série de exercícios diários diferentes.

Com o passar dos anos, Sofia voltou para a escola, obteve vários diplomas e tornou-se uma cientista de destaque no Reino Unido. Em seu escritório na universidade, pendurou um par de sapatilhas de balé infantis pelas fitas atrás do computador. Pouco antes de completar cinquenta anos, Sofia decidiu que queria voltar a dançar. O filho havia crescido e se mudado e Vladimir, que é músico, não se interessou pela dança, então Sofia entrou para uma aula de dança social.

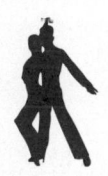

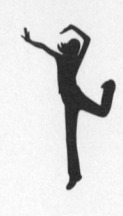

Ao chegar para sua primeira aula em quase 35 anos, Sofia ficou impactada com o cheiro dos corpos quando abriu a porta do estúdio. A sala estava abarrotada de gente terminando uma aula anterior e dava para sentir o gosto da atmosfera. Sofia sentiu-se inebriada e preparada para dançar. No início da aula, ela fez dupla com Robert, um iniciante entusiasmado que, conforme lhe disseram, seria seu parceiro pelas dez semanas seguintes. Coitado do Robert, ele não fazia ideia do que estava prestes a acontecer. Durante a primeira meia hora, Sofia e Robert foram guiados pelos movimentos básicos do chá-chá-chá. Passo, passo, chá-chá-chá, passo, passo, chá-chá-chá. Tudo estava correndo bem.

Os problemas começaram quando Sofia e Robert ficaram frente a frente e entraram na posição da dança latina. Ela segurou a mão esquerda de Robert com a direita, depois pousou a outra mão no ombro do parceiro enquanto ele pôs a mão direita na parte de cima das costas dela. A música começou, os dois fizeram contato visual e se puseram a dançar: passo, passo, chá-chá-chá, passo, passo, chá-chá-chá. Eles repetiram o movimento quatro vezes antes de Sofia se desvencilhar, dar a volta e sair correndo. Ela pegou a bolsa e os sapatos e desapareceu. Robert ficou desnorteado. Sofia entrou no carro e chorou até chegar em casa.

Vladimir tinha tido uma noite normal e estava vendo TV quando Sofia entrou pela porta da frente. Ela foi até a sala de estar e disse a Vladimir que precisava lhe contar uma coisa. Já havia parado de chorar, mas seu rosto estava ensopado de lágrimas. Ele pensou que algo terrível tinha acontecido. Enquanto Sofia falava, as lágrimas foram voltando. Ela sentira que estava se apaixonando. Havia tomado Robert nos braços, ele a havia tomado nos dele e, ao olhar nos olhos do parceiro, enquanto a música tocava e eles dançavam, ela notou o sentimento nascer. A música e os movimentos a fizeram se esquecer, por um instante, que já estava apaixonada e que tinha um casamento feliz com Vladimir. Por um momento, ela era uma pessoa diferente, tinha uma vida diferente e sonhos diferentes. Em seu vestido amarelo e nas sapatilhas com sola de camurça e fecho de diamante, Sofia se viu dançando em um grande salão de baile e sentiu como era ser carregada, rodopiada e tirada do chão. Assim, acabara fugindo.

Vladimir não entendeu. Ela fora infiel? Estava tendo um caso? Ele fez uma pergunta atrás da outra, mas Sofia não estava ouvindo. Ele interpretou a experiência da esposa como traição. Foi dormir em outro quarto e passou dez dias sem falar com Sofia. Mas ela não havia traído o marido com Robert. E, deitada sozinha no quarto, percebeu que não estava se apaixonando por ele; estava simplesmente voltando a se apaixonar pelos próprios sonhos, estava se apaixonando pela dança e por sentimentos reavivados.

Vladimir e Sofia ainda estão casados. Aquelas velhas sapatilhas ainda estão penduradas no escritório e Sofia ainda tem medo de dançar.

Quanto às pessoas mais velhas, descobri que a confiança na própria dança muda em função do gênero e da faixa etária. Na faixa dos 56 aos sessenta anos, as mulheres apresentaram níveis mais altos de confiança do que os homens, um resultado consistente com todos os grupos de faixas etárias mais jovens e divisão de gênero semelhante. Contudo, também descobri que, pela primeira vez ao longo da vida, não havia diferenças entre homens e mulheres em termos de confiança na dança para aqueles com mais de sessenta anos. A essa altura, a lacuna das autoestimas se fecha, porque o nível de confiança das mulheres cai consideravelmente e o dos homens sobe muito.

É esperado que, nessa idade, haja uma queda na autoestima geral de ambos os gêneros, já que a vida começa a pesar — aposentadoria, perda do parceiro, saúde talvez mais fragilizada e um status socioeconômico mais baixo. Mas, se esse fosse o caso, deveríamos esperar um declínio de confiança na dança semelhante tanto em homens quanto em mulheres.

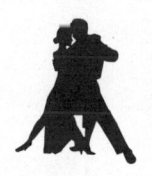

Um dos principais acontecimentos transformadores na vida de uma mulher nessa fase é a menopausa. A menopausa é o momento em que os níveis de estrogênio caem, o ciclo menstrual muda e, mais cedo ou mais tarde, as mulheres param de menstruar. Uma série de outros sintomas acompanham a menopausa, como ondas de calor, sudorese noturna e dor de cabeça. Os efeitos psicológicos podem ser tão pesados quanto o impacto físico. Existem muitas mulheres que sofrem de mau humor e ansiedade, algo inédito para uma parte delas. Algumas descrevem a sensação de se tornarem "invisíveis", irrelevantes, não mais produtivas e, por isso, no fim da linha. Não é à toa que perdem um pouco da confiança.

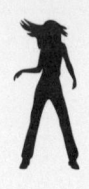

Marie falou comigo a respeito de sua experiência com a menopausa e a dança:

Sudorese, oscilações de humor extremas, me debulhar em lágrimas e sentir tanta raiva que seria capaz de machucar alguém de verdade, depois passar ao estado de calma absoluta e voltar ao meu antigo eu... como pode isso tudo? Fisicamente, eu me olho no espelho e vejo o reflexo da minha avó, da minha mãe e um pouco do meu pai; minha pele está envelhecendo, acho que ainda pareço ter trinta anos, mas 52 é bem diferente. As pessoas me enxergam de outra maneira. Teve um ano que resolvi deixar o cabelo ficar branco/grisalho durante um tempo e me dei conta de que parecia quase invisível para as outras pessoas, ninguém me dava importância, eu era uma senhorinha fofa. Que se foda, pintei o cabelo de castanho com uma mecha prateada na frente e vou deixá-lo crescer. A dança me proporcionou um alívio imenso nessa trajetória lenta e extensa. Toda semana eu me encontro com um grupo de mulheres — um grupo ótimo de mulheres, todas em etapas variadas da vida, todas oferecendo apoio mútuo. Fazemos estilos de dança diferentes e, de vez em quando, nos apresentamos. Eu amo. Até o momento, já dancei "Shake Your Tail Feather", "All That Jazz" e agora estamos trabalhando em uma coreografia da Madonna. Consigo ser ousada e, a melhor parte, dar risada. Também tento fazer outras aulas de dança quando dá para me encaixar. Na verdade, o barato que eu sinto depois de uma aula é provavelmente melhor do que qualquer terapia ou remédio que qualquer um possa oferecer, e olha que eu sou uma terapeuta casada com um médico. A dança me acalma, aumenta a frequência cardíaca, dá ao cérebro um descanso do trabalho e da vida enquanto concentra-se em aprender uma coreografia e, acima de tudo, traz felicidade. A menopausa não é algo que possamos combater ou ignorar; precisamos aceitá-la, compreendê-la, reconhecê-la e então seguir em frente para curtir o resto da vida!

COROFOBIA

Existe a falta de confiança e existe um estado de terror absoluto. Em minha enquete intitulada "Você quer dançar?", ouvi de alguns entrevistados um medo de dançar que me partiu o coração. O medo era tão visceral que, em alguns casos, superava um desejo e um impulso profundos de dançar. É um paradoxo fascinante, mais ou menos como ter medo de respirar ou de comer.

O medo de dançar, também conhecido como corofobia, é um fenômeno curioso, mas não incomum. E pode se manifestar de duas maneiras: como um medo de dançar em si e como um medo de ver outras pessoas dançando. Os principais sintomas associados ao primeiro aspecto incluem constrangimento extremo, afastamento de pessoas e de lugares onde há dança envolvida, isolamento social, ataques de pânico, sudorese, náusea, tontura, palpitações, dor de barriga e baixos níveis de autoestima e de confiança relacionados à dança. Os principais sintomas ligados ao último incluem desconforto psicológico, angústia e comportamento agressivo. Como todas as fobias, tais medos são irracionais. O ato de dançar por si só não representa uma ameaça à existência de ninguém, portanto, não há nenhum motivo racional para ter medo de dançar ou de ver outras pessoas dançarem. Contudo, as reações emocionais das pessoas à dança são bem reais — assim como as de um aracnofóbico às aranhas — e a angústia que são capazes de gerar não pode ser subestimada.

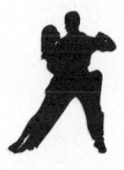

Com o passar dos anos, vi todos os sintomas de corofobia. Anteriormente, descrevi um projeto para a TV no qual usei a dança para ajudar um time de jogadores de rúgbi a superar algumas de suas falhas em campo. Embora toda a experiência tenha sido bastante produtiva e positiva, houve momentos em que alguns dos jogadores apresentaram sintomas de corofobia. Em uma sessão, quando eu quis fazê-los dançar, eles se mostraram agressivos, evasivos, me xingaram, foram frívolos e fizeram uma bagunça. Mas, na sessão seguinte, quando reformulei as mesmíssimas coreografias e as transformei em exercícios e movimentos simples, os homens mantiveram a perfeita compostura. Esse tipo de reação é a essência da corofobia.

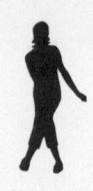

Amo dançar em lugares inusitados e misturar a dança com atividades que normalmente não se associam a ela. É por isso que eu sempre danço e encorajo as pessoas a fazer o mesmo em minhas palestras. Gosto sobretudo de ver a reação emocional dos indivíduos à dança quando eles menos esperam. Eu me lembro dos olhares de espanto em uma sala cheia de banqueiros russos em Paris quando comecei a dançar no meio de um discurso. Eles levaram um tempo até largar o celular e suspender a descrença antes de caírem na dança como verdadeiros cossacos. Uma das minhas experiências mais memoráveis foi uma palestra que dei na costa oeste dos Estados Unidos. Foi maravilhoso surfar a onda de energia dançante que os dez mil empresários da área de tecnologia emanaram. Mas nem sempre consigo conquistar as pessoas.

Quando, no verão de 2018, recebi um e-mail de um caça-talentos de uma emissora de TV britânica me convidando a participar de um programa chamado *Britain's Got Talent*, eu sabia que seria uma oportunidade fantástica de botar o mundo para dançar. O *Britain's Got Talent* é um show de talentos cujo júri é composto pelo formidável Simon Cowell e pelos queridos David Williams, Alesha Dixon e Amanda Holden. Tem uma audiência de milhões de telespectadores no Reino Unido e variações do mesmo formato no mundo inteiro.

Topei ir ao programa porque queria dar a maior aula da minha vida e compartilhar meu tema com o maior público possível. Além disso, ouvi dizer que as audições aconteceriam no London Palladium, e me apresentar naquele palco era um sonho que jamais pensei que viraria realidade. Amei estar no Palladium; cheguei até a ver a parte do palco onde as cinzas de Bruce Forsyth estão enterradas. Além do mais, estava animado para sentir na pele a montanha-russa emocional de fazer uma audição para um programa tão importante. Ao entrar no palco, senti um raio de energia elétrica percorrer meu corpo. Trinta e cinco anos antes, quando eu era dançarino profissional, costumava participar de audições, mas não eram desse jeito.

Parado no meio do palco, diante de um público de três mil pessoas, eu me senti bastante comovido. Falei a todos que era um cientista que desejava dar uma palestra sobre como a dança pode ser usada para melhorar a saúde, o bem-estar e o humor dos indivíduos. A plateia aplaudiu e vibrou. Quando comecei minha aula, pedi aos espectadores que se levantassem, rapidamente lhes ensinei uma coreografia breve e divertida e todo mundo, incluindo os quatro jurados, se juntou à dança; até Simon Cowell se levantou e balançou por um instante; acho que chegou até a sorrir. Contei a todos que a dança melhora o humor das pessoas e que vimos isso em quem tem Parkinson. Em seguida, Simon se sentou e tocou a campainha, o que significava que ele queria que a lição acabasse. A campainha foi tão alta que fez o palco vibrar. Ninguém apenas ouve a campainha; nós a sentimos também. Por mais que estivesse esperando ser cortado — convenhamos, eu estava dando uma palestra no *Britain's Got Talent* —, no momento em que aconteceu, não soube o que fazer. Achei que estivesse tudo acabado e me lembro de pensar, e talvez dizer em voz alta: "Ah, devo continuar?" A situação me desconcentrou. Cheguei a seguir em frente e então ouvi uma segunda campainha, mas era só o Simon de brincadeira com David, portanto não contava.

Ao fim dos três minutos, parei e esperei o feedback e o veredito dos jurados. Simon disse que não tinha certeza se houve falatório demais ou dança demais. David, Amanda e Alesha se mostraram bem mais otimistas. Todos eles me deram um belo sim e me disseram que eu havia passado para a rodada seguinte. Ao pensar na audição depois, o que me lembrei foi de como Simon parecia nervoso, e acho que, em parte, isso estava relacionado ao seu próprio modo de dançar, que o fazia se sentir desconfortável, enquanto os outros três estavam bastante confortáveis em deixar o corpo se mover naturalmente ao som de diferentes ritmos.

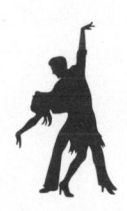

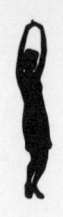

Dançar pode ser uma atividade assustadora. Eu entendo. Mas lembre-se de que o medo está na sua cabeça. Nós nascemos para dançar. É só sentir o medo e dançar mesmo assim.

TER O "CORPO ERRADO"

Já conheci muita gente que se sentiria mais feliz de dançar na própria imaginação e não ter que pôr o corpo na reta para dançar e se divertir. E eu entendo. Já estive muitas vezes em conflito com meu corpo, que certamente não é o corpo perfeito para dançar. Já foi melhor, mas mesmo em seu auge eu achava que minhas pernas eram cinco centímetros mais curtas do que deveriam ser. Caso fossem cinco centímetros maiores, as coisas teriam sido bem diferentes, tenho certeza; simples cinco centímetros extras em cada perna me dariam uma enorme extensão de dez centímetros ao pular. Transformariam meu salto. Não ligo mais para os meus cinco centímetros a menos. Agora me preocupo com o excesso, não com a falta de medidas. Quando eu dançava profissionalmente, tinha um corpo ágil de 57 quilos; hoje, peso mais ou menos 95 e sinto que fiquei mais baixinho também, mas talvez seja só ilusão de ótica. Dançar com um corpo maior apresenta um monte de desafios, mas todos eles estão principalmente na minha cabeça; meus saltos são mais curtos, é claro, porque estou mais velho e mais pesado, e não me dobro ao meio com tanta facilidade. Mas muitas das questões sobre meu corpo em termos de dança são psicológicas. Eu me olho no espelho e espero encontrar uma figura de 57 quilos, então olho ao redor do salão e sinto que estou me destacando por ser mais pesado do que quase todo mundo. É claro que eu me destaco. Mas realmente não importa. Com base na minha pesquisa, sei quantas pessoas sentem a mesma coisa — faz parte de sermos humanos e faço de tudo para não me ater a esses sentimentos, pois a dança também me faz sentir bem.

A IDADE NÃO É OBSTÁCULO

Já chega de falta de confiança e medo extremo de dançar como barreiras para começar. Agora, vamos dar uma olhada em alguns dos outros fatores que nos impedem de dançar, por mais que queiramos.

Em sua descrição de como usa a dança para vencer a menopausa, Marie mostra que a dança pode nos fazer sentir resistentes e despreocupados, além de ser o antídoto definitivo para nosso medo de envelhecer.

É bem simples: todos nós deveríamos dançar ao longo da velhice porque, além de nos trazer alegria, é também uma maneira brilhante de superar alguns dos desafios impostos pela transformação do nosso corpo. Já foi demonstrado que a dança aumenta a força do tronco, a flexibilidade, a capacidade pulmonar e o conteúdo mineral ósseo; pode ajudar a reduzir o índice de massa corporal (IMC) e a frequência cardíaca. Estudos científicos também mostraram que a dança melhora o equilíbrio, o jeito de andar e a consciência corporal, e é capaz até de diminuir a percepção de dor das pessoas (deve ser por isso que tanta gente consegue dançar a noite toda de salto agulha). Com todos esses benefícios físicos, não é de surpreender que a dança esteja começando a ser prescrita por médicos; em alguns países, o sistema de saúde pode cobrir alguns tipos de dança.

Os benefícios para a saúde que você vai obter das diferentes formas de dança dependem, até certo ponto, do tipo de dança que você pratica. Cada forma tem sua "personalidade" ou um conjunto de características. Algumas formas de dança são sociais e extrovertidas, já outras são solitárias e tranquilas; algumas são espontâneas e criativas, enquanto outras são tradicionais e baseadas em regras. Mas uma coisa é certa: as formas de dança mais energéticas — disco, jazz, sapateado e as danças de salão rápidas, por exemplo — são exercícios físicos tão bons quanto muitos tipos de atletismo e de esportes de campo.

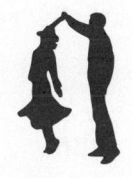

A intensidade das diferentes atividades físicas é medida em unidades conhecidas como METs, ou equivalentes metabólicos da tarefa, numa escala de 1 a 18.[29] Por exemplo: descansar (ficar sentado tranquilamente numa cadeira sem fazer nada) tem um MET de 1, enquanto correr depressa tem um MET de 18. Todas as demais atividades físicas se encaixam em algum ponto entre as duas. Assim, dar machadadas rápidas em uma árvore tem um MET de 17, lutar boxe em um ringue tem um MET de 12, andar de bicicleta em geral tem um MET de 8 e atividades sexuais têm um MET entre 1 e 1,5. Para contextualizar, envolver-se em uma atividade sexual tem a mesma intensidade física de se sentar numa cadeira. Sinto pena dos parceiros sexuais dos cientistas que tomaram essa decisão.

E a dança? Bem, os níveis de intensidade MET para os diferentes tipos de dança variam de 2,5 a 10, o que significa que dançar é tão intenso quanto participar de, digamos, uma corrida de obstáculos e é muito melhor do que o sexo. Além do mais, é possível dançar sozinho, com um parceiro ou em um grande grupo social. Você pode dançar com uma dezena de pessoas em uma noite e é pouco provável que caia no sono imediatamente após uma sessão de rumba de três minutos.

MOTIVAÇÃO — O PORQUÊ DO COMPORTAMENTO

Ah, sim, a motivação. Ou a falta dela. De todos os motivos que as pessoas encontram para não dançar, esse é um dos mais intratáveis. Muitas vezes, as pessoas já estão cansadas de saber dos benefícios da dança para a saúde e sabem que "deveriam" dançar, e até "querem" dançar, mas parecem ter perdido a motivação no fundo do sofá.

Estou escrevendo isso num voo de Londres a Orlando para participar de uma conferência. A caminho do aeroporto, dois dos meus trens foram cancelados e precisei pegar uma corrida de táxi de longa distância para chegar a tempo. Simon era o taxista e começamos a bater papo sobre movimentação e exercício físico. Ele me contou que ser motorista profissional, primeiro de caminhão, depois de ônibus e agora de táxi, tinha feito mal à sua saúde, porque passava o dia inteiro sentado. Ele me disse que queria se movimentar mais e já pensou muitas vezes na dança como forma de combinar exercício com atividade social para que pudesse passar mais tempo com a esposa. Mas ficava tão cansado de dirigir o dia inteiro que tudo que fazia ao chegar em casa era voltar a se sentar e assistir à TV. Então ele me contou por que precisava se movimentar mais. O pai, de oitenta e poucos anos, havia acabado de ter um ataque cardíaco pesado. Simon reconheceu que seu próprio estilo de vida podia contribuir para um risco aumentado de passar pelo mesmo problema. Ele disse que se sentia acima do peso, que ficava sem fôlego ao subir as escadas e que comia bastante fast-food. Estava com medo de ter um ataque cardíaco e queria fazer de tudo para evitá-lo. Simon tinha todas as informações relevantes, sabia que seu estilo de vida fazia mal e tivera um vislumbre do que o futuro poderia reservar. Mesmo assim, apesar de saber de tudo isso, ainda escolhia não se mexer. O cansaço no fim do dia, que ele sabia ser causado pelo estilo de vida sedentário, o impedia de mudar sua rotina possivelmente fatal.

Então, o que sabemos a respeito da motivação e como podemos usar esse conhecimento para nos tornar mais ativos por meio da dança? Um dos maiores problemas com as formas tradicionais de exercício é que as pessoas começam com boas intenções, mas logo desistem.

Faz alguns anos que a *Which?*, organização de consumidores do Reino Unido, publicou em seu site os resultados de uma pesquisa que sugeria que a população do Reino Unido está desperdiçando aproximadamente 37 milhões de libras por ano matriculando-se em academias sem frequentá-las.[30] Sim! Trinta e sete milhões de libras todo ano! Ficou claro que, no início, as pessoas se sentem motivadas a entrar para a academia e a frequentá-la regularmente porque sabem que lhes fará bem, mas, apesar de comprar toda a parafernália, não demoram a parar de ir. Mesmo assim, continuam a pagar as mensalidades, talvez porque pretendam voltar.

Um estudo fantástico conduzido na Grécia examinou a motivação dos homens de meia-idade com insuficiência cardíaca crônica para fazer exercícios físicos.[31] Eles foram divididos ao acaso em três grupos. Um grupo tinha que fazer muita dança grega, o segundo tinha que fazer muito exercício de academia e o outro não tinha que fazer nada, exceto as atividades cotidianas normais, durante um período de oito meses. Os pesquisadores testaram o coração e o bem-estar físico dos participantes no início e no fim do estudo. Quando os resultados foram publicados, descobrimos três coisas incríveis.

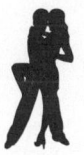

Em primeiro lugar, a taxa de atrito foi muito mais alta no grupo de exercícios de academia do que no grupo de dança grega. Em outras palavras, os homens que foram parar no grupo de exercícios de academia ficaram entediados e, no fim das contas, deixaram de frequentar o lugar, enquanto os homens que caíram no grupo de dança grega claramente gostaram da experiência e continuaram dançando até o fim do experimento de oito meses.

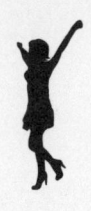

A questão é: existem dois tipos de motivação — a extrínseca e a intrínseca. A motivação extrínseca acontece quando estamos motivados a fazer algo porque alguém nos disse que *temos* que fazê-lo, ou porque sentimos que devemos isso a alguém. A motivação intrínseca, por outro lado, diz respeito às nossas experiências subjetivas de fazer alguma coisa. Em outras palavras: estamos fazendo algo porque *queremos*, não porque tem alguém nos pressionando. Motivação intrínseca é fazer alguma coisa por prazer, porque temos interesse ou porque acreditamos ser importante fazê-la. No estudo em questão, houve uma grande diferença de motivação intrínseca entre os homens do grupo de dança grega e os homens do grupo de exercícios de academia: os homens da dança grega disseram que dançavam porque curtiam e sentiam que lhes fazia bem. Os homens dos exercícios de academia, por sua vez, sentiram uma motivação intrínseca menor: relataram curtir menos e ficaram entediados, o que os levou a desistir e a interromper a atividade.

Em segundo lugar, depois de oito meses de estudo, os homens que fizeram dança grega apresentaram grandes melhorias no funcionamento cardiovascular, mas não houve os mesmos resultados positivos nos homens do grupo que "não fez nada". Ficou bem claro que dançar por oito meses é uma forma fantástica de ajudar um coração a se recuperar, enquanto ficar parado por meses a fio não é útil. E, por fim, verificou-se uma melhora na saúde geral tanto dos homens no grupo de dança quanto daqueles no grupo de exercícios.

Se você quer ter mais motivação para dançar, precisa transformar a motivação extrínseca em intrínseca. Outra boa maneira de fazer isso é bolar um checklist de motivação com base em Motivações Úteis e Inúteis.

CHECKLIST DE MOTIVAÇÃO

MOTIVAÇÕES ÚTEIS
- Porque eu gosto
- Porque faz parte de quem eu sou
- Porque valorizo os benefícios da dança

MOTIVAÇÕES INÚTEIS
- Porque eu me sentiria culpado(a) se desistisse
- Porque as pessoas me incentivam a dançar, mas eu me pergunto por que continuo

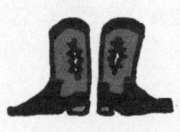

Lembre-se: você é responsável pela forma como pensa — cabe a você manter a cabeça cheia de motivações úteis. Siga em frente. Você sabe que merece!

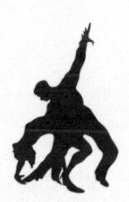

O PODER DA DANÇA

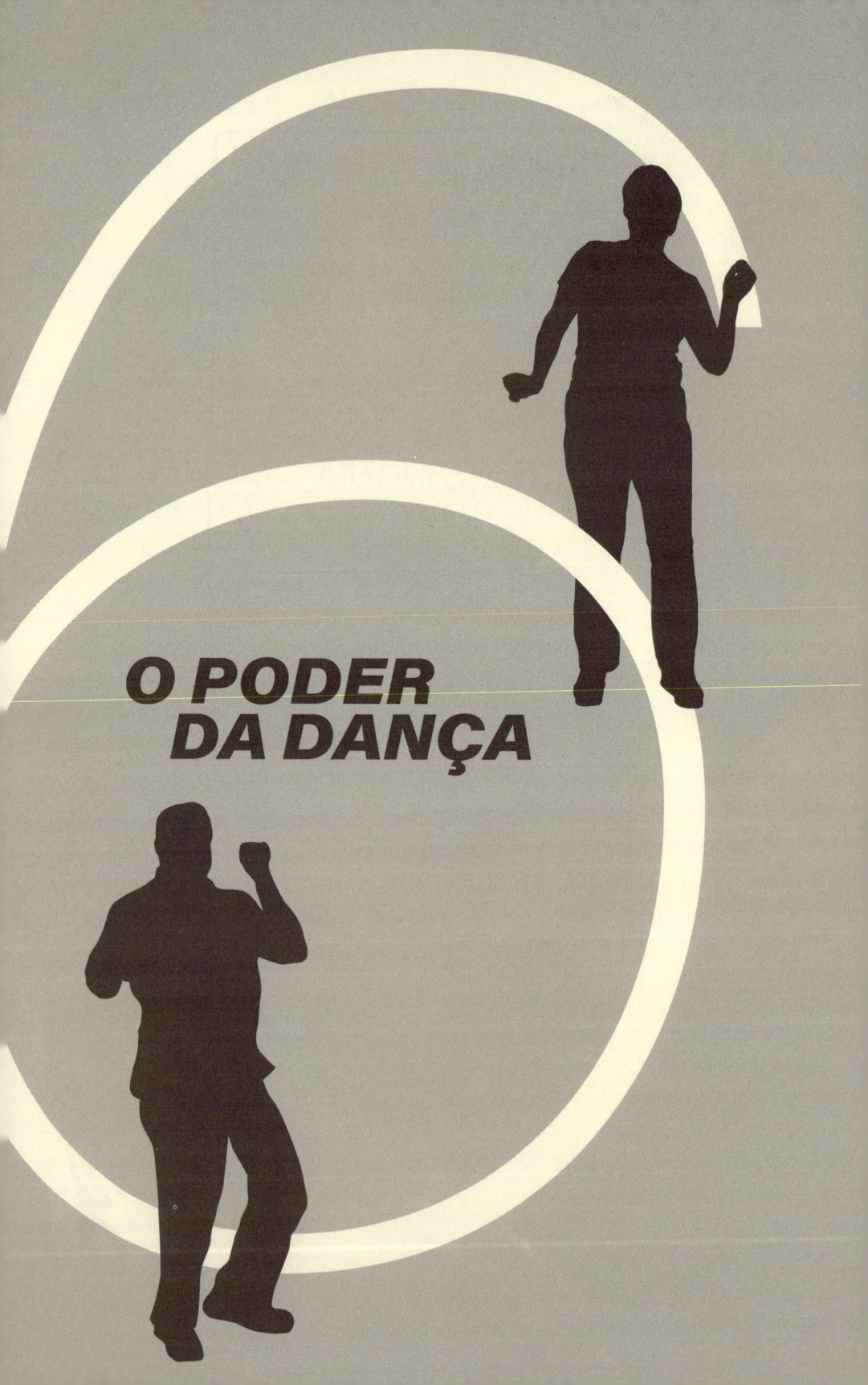

"Há uma vitalidade, uma força vital, uma energia, um estímulo que se traduz em você por meio da ação, e essa expressão é única [...]. Não cabe a você determinar o quanto ela é boa ou valiosa ou como se compara com outras expressões. Cabe a você mantê-la clara e direta, manter o canal aberto."
— MARTHA GRAHAM

Faz centenas de anos que as pessoas utilizam a dança para aprimorar a saúde e o bem-estar. Uma história famosa é a do capitão James Cook, comandante do navio HMS *Endeavour*, que mandou a tripulação dançar o hornpipe dos marinheiros conforme navegavam pelos oceanos Atlântico e Pacífico rumo à Nova Zelândia e, depois, à Austrália. O HMS *Endeavour* partiu de Plymouth em 1768 em sua expedição exploradora e passou três anos no mar. Como o espaço a bordo era limitado, dançar a "jiga do navio", como Samuel Pepys se referiu à atividade, era visto como uma ótima maneira de manter a forma dos marinheiros. Eles podiam dançar ao som da música tocada por um violino ou por uma gaita de foles. Os fundamentos dessa dança solo, que remonta ao século XV, são simples. Envolve muitos pulos e saltos no lugar, o que faz o coração bombear mais. À medida que os marinheiros vão pegando o jeito, mais passos e ritmos complexos entram em cena, aumentando o desafio físico e cognitivo da dança.

O capitão Cook sabia que a chave para uma viagem de descobrimento bem-sucedida era a boa saúde dos marinheiros e da tripulação. Com o navio a milhares de quilômetros da costa e sem saber ao certo quando veriam terra firme outra vez, Cook sentiu que não podia arriscar as consequências negativas de um estilo de vida sedentário e pouco saudável, então mandou a tripulação dançar.

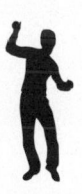

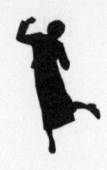

Esse capitão Cook sabia das coisas. Ele sabia que a dança nos mantém bem e sãos e que deveria ser uma peça muito mais central na vida social e na profissional.

Se eu topasse com a lâmpada do Aladdin e um gênio me concedesse três desejos, eis o que eu pediria. Primeiro: mudar a percepção social e fazer com que a dança fosse vista como algo tão normal quanto andar e beber café. Não haveria tabu algum em relação a sentir o ritmo e movimentar o corpo. As pessoas simplesmente desfilariam pelas ruas a caminho do trabalho ou da escola — dançarinos lado a lado com corredores, patinadores e ciclistas.

Segundo: que uma Cabine dos Embalos do Dr. Dance fosse construída em cada espaço público, como estações de trem, aeroportos, ambientes de trabalho, escolas, shoppings, museus e edifícios governamentais. Uma Cabine dos Embalos do Dr. Dance é uma sala imersiva com isolamento acústico onde é possível dançar, literalmente, como se ninguém estivesse olhando. Algumas têm espaço para comportar várias pessoas dançando juntas. Você entra na Cabine dos Embalos do Dr. Dance e se joga. Elas são ótimas para o coração e para a mente.

E terceiro: que o movimento corporal livre e expressivo se tornasse um direito humano fundamental e que o papel da movimentação no aprimoramento da experiência humana fosse reconhecido por todos. Os professores não teriam permissão para dar bronca nos alunos por se remexerem ou se movimentarem em sala de aula e os ambientes de trabalho estariam proibidos de restringir os movimentos das pessoas enquanto executam suas funções. Os escritórios teriam pistas de dança completas em vez de carpetes. Seria um direito dos funcionários perguntar nas entrevistas de emprego como a empresa honraria a garantia fundamental de sentir o ritmo da batida no ambiente de trabalho e, além disso, seria consagrado em lei que, caso houvesse mais de quatro pessoas lado a lado ou se elas tivessem formado uma fila, então deveriam se juntar à dança da fila.

Acredito piamente que, se a dança virasse uma parte institucionalizada da vida cotidiana, seríamos uma sociedade mais feliz e mais saudável. Mas, já que por enquanto é pouco provável que as empresas encorajem o direito à dança, devo me contentar em oferecer algumas receitas de dança em nível individual.

Uma coisa que aprendi durante minhas décadas como dançarino e professor de dança é que, de verdade, não importa sua situação ou sua condição particular, existe uma dança ou um jeito de movimentar o corpo que pode ajudar. E, para este capítulo, me diverti um pouco e bolei dez receitas-chave com base na dança para ajudar a melhorar todo tipo de aspecto relacionado à saúde física e à mental — desde aliviar o estresse até aperfeiçoar os relacionamentos. Há danças que podem ser feitas individualmente e em grupo, ou por pessoas de diferentes idades e níveis de habilidade. Basta escolher aquelas que mais lhe apetecem.

Mas, antes, uma palavrinha a respeito da respiração...

> **Atenção:** se você estiver passando por problemas de saúde ou se recuperando de alguma lesão, então é recomendado buscar orientação médica antes de iniciar qualquer nova atividade física. Assim que estiver liberado para se exercitar, pode desfrutar de todas as danças a seguir até dizer chega.

RESPIRAÇÃO

Todos nós sabemos respirar — é algo que fazemos milhares de vezes todos os dias sem nem pensar a respeito. Contudo, quando tomamos consciência da respiração e a usamos em harmonia com nossos movimentos, podemos transformar o modo como nos movemos e nos sentimos.

Em um nível funcional, a respiração traz oxigênio para o sangue, os músculos e todas as células de nosso corpo. A cada inspiração, os pulmões inflam, a caixa torácica se expande e o diafragma se contrai para baixo; a cada expiração, nosso corpo executa a sequência inversa e nos livramos do dióxido de carbono.

Os melhores dançarinos do mundo usam o controle da respiração como parte central do treino e da apresentação, e todos nós podemos pôr em prática as mesmas técnicas para adicionar efeito aos nossos próprios movimentos. Aqui estão as quatro lições mais importantes que eu aprendi trabalhando de perto com dançarinos profissionais.

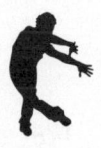

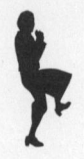

1. Use a respiração para controlar as emoções

Para dançar e se movimentar com propósito, é preciso ter controle máximo dos músculos, mas isso pode ser bem difícil caso estejam em um estado de tensão imóvel. Estresse e ansiedade podem levar à contração dos músculos e à respiração curta, mas podemos aliviar parte da tensão se nos concentrarmos na respiração e assumirmos o controle dela. Siga este exercício simples: inspire fundo... e expire devagar. Repita. Tome consciência de sua postura corporal: abaixe os ombros, mantenha-se centrado, inspire fundo novamente...

2. Use a respiração para controlar a expressividade

Para expressividade máxima, precisamos sincronizar nossos movimentos com a respiração. No balé, costumamos começar nosso aquecimento com uma série de *pliés*, exercício que consiste em ficar de pé na barra, dobrar os joelhos e depois esticá-los. É um belo lugar para começarmos a pensar em parear a respiração com o movimento. Segure-se em algo mais ou menos na altura da cintura: as costas de uma cadeira, por exemplo. Inspire e, em seguida, ao dobrar os joelhos, expire; tente fazer com que a expiração dure o mesmo tempo que você leva para dobrar por completo os joelhos. Agora inspire enquanto estica as pernas e volta à altura normal. É possível fazer os mesmos movimentos coordenados e o exercício de respiração com os braços. É lindo mover os braços no mesmo ritmo da respiração; de repente, um simples *port de bras* se torna tão expressivo quanto um poema de Wordsworth. Caso você tenha a oportunidade de assistir a uma apresentação de balé clássico profissional ao vivo, como *O lago dos cisnes*, preste atenção em como os dançarinos usam a respiração e o movimento para expressar os sentimentos.

3. Use a respiração para controlar a capacidade de resistência

Dançar pode ser fisicamente difícil e exaustivo. Já escrevi sobre como os dançarinos precisam fazer com que o trabalho deles pareça natural, enquanto por baixo da superfície serena o corpo inteiro funciona a todo vapor. Caso percam o fôlego, também perdem o controle. Para recuperá-lo, precisam aprender como e quando acalmar a frequência cardíaca. Os melhores dançarinos são capazes de encontrar momentos durante coreografias agitadas em que podem desacelerar a respiração. Eles inspiram lentamente uma série de vezes, depois prendem a respiração durante algumas batidas e expiram devagar pela boca enquanto controlam as costelas e o diafragma. Experimente. Funciona.

"Não se esqueça de respirar" é uma frase que já ouvi da boca de professores de dança um milhão de vezes. Às vezes, as pessoas se concentram tanto nos movimentos físicos que acabam se esquecendo dessa parte. Respiração e movimento andam de mãos dadas e é essencial que, ao pensarmos no corpo em movimento, pensemos também nas respirações que lhe dá vida.

Então vamos lá: o poder da dança.

1. A RECEITA DO PODER DA DANÇA PARA PROLONGAR A VIDA

A atividade física, assim como a dança, é capaz de reduzir todas as causas de mortalidade de modo mais eficaz do que os remédios. Fato. Um estudo publicado no *British Medical Journal* em setembro de 2019 descobriu que dançar regularmente levava a um risco de 20 a 30% menor de sofrer de depressão ou demência, um risco 30% menor de desenvolver câncer de cólon, 20% menor para os casos de câncer de mama e de 25 a 35% para doenças cardiovasculares.[32]

A maioria de nós abre espaço para um armário de remédios dentro de casa, mas quantos arrumam um espaço para dançar? Bem, todos têm um lugar para dançar em casa porque podemos dançar onde quer que estejamos: sentados no sofá, parados na frente da TV ou deitados na cama. Todo mundo que tem um espaço para cozinhar um ovo tem espaço para dançar.

Se você é novo no mundo da dança e acha difícil começar, experimente alguma dança do tipo "acompanhe meu passo a passo" que corresponda às suas habilidades físicas. Há centenas de opções, mas a zumba é um ótimo pontapé inicial porque é adequada para todas as idades, todos os níveis de condicionamento físico e de habilidades de dança. Além disso, você não precisa nem ir a uma aula presencial: é possível dançar em casa mesmo, com uma sessão on-line.

A zumba é um tipo de dança que eleva a frequência cardíaca; é feita ao som de músicas de festa enquanto o professor conduz a turma em uma série de coreografias simples. As aulas do tipo tutorial são incríveis para o condicionamento físico, simples e cheias de energia. Além disso, como você vai dançar músicas ótimas, a zumba serve de base para uma bela festa disco.

2. A RECEITA DO PODER DA DANÇA PARA AUMENTAR A EMPATIA E CONSTRUIR RELAÇÕES SOCIAIS MELHORES

Qual é seu nível de empatia? Uma pessoa empática é alguém capaz de se colocar no lugar de outro indivíduo e entender seus sentimentos e suas emoções. A empatia é uma forma de inteligência emocional fundamental para as relações humanas, porque ajuda a criar conexões significativas. É um sentimento que nos permite reconhecer uma situação do ponto de vista de outra pessoa e compreender seu desconforto ou sofrimento. Wayne McGregor, coreógrafo residente do Royal Ballet, deu um ótimo exemplo de como a dança pode promover união comunitária durante uma entrevista com Kirsty Young para o programa de rádio *Desert Island Discs*. Ele descreveu um projeto que havia liderado na Irlanda do Norte, em que cem jovens das comunidades católicas e protestantes se reuniram para apresentar uma dança para seus familiares em um lugar neutro. McGregor disse que, ao dançarem juntos, eles foram capazes de transcender tensões políticas imediatas e a experiência lhes mostrou "um pouco de como é cooperar e trabalhar em equipe". Como ele explicou:

> [Quando dançamos], geramos uma conversa que atravessa o corpo e vai além das palavras [...]. Se estou sentindo o peso de uma pessoa enquanto ela cai de costas, sou responsável por garantir que ela não caia [...]. Quando de fato sentimos um corpo, uma presença real em tempo real, isso afeta tudo aquilo que sentimos por aquele corpo — a experiência o personaliza. O foco passa a ser o indivíduo e você se dá conta de que ele também é feito de carne e osso. Isso diz mais das nossas semelhanças do que das nossas diferenças.

Como o exemplo demonstra, a dança é uma ótima maneira de aprimorar as habilidades de inteligência emocional. Estudos mostraram que as pessoas que fazem pontuações mais altas nos testes de inteligência emocional tendem a ser mais bem-sucedidas na vida.³³ O bom é que não é algo fixo: sempre é possível aperfeiçoar as habilidades empáticas, e a dança é uma ótima opção para isso.

Gay Gordons é uma dança country escocesa que oferece uma visão da alma daqueles que a dançam juntos. Os passos são simples de aprender, mas é necessário um pouco de habilidade e prática para executá-los com um parceiro. Você segura ambas as mãos do seu par e começa andando para a frente, depois dá a volta e anda para trás, então volta a andar para a frente antes de se virar e andar para trás. Em seguida, você gira no lugar, por baixo do braço do parceiro, então os dois se juntam em posição de valsa e começam a dançar a polca pelo salão. Gay Gordons é uma ótima dança para fortalecer as habilidades de inteligência emocional, porque é necessário entender onde está seu parceiro no espaço e no tempo, pensar onde ele precisa estar em algumas contagens de tempo e ajudá-lo a chegar lá (enquanto acompanha a sua própria localização no tempo e no espaço). Quando observo pessoas dançando Gay Gordons, dá para ver quais dançarinos oferecem apoio empático aos outros e quais resistem à necessidade de se adaptar com base no que a outra pessoa precisa. Em certa aula, estive com uma mulher que não queria ser conduzida pelo marido no Gay Gordons, mas estava satisfeita em deixar que outro homem a conduzisse. Observá-la dançar com esses dois homens foi como assistir a duas mulheres completamente diferentes dançando, interagindo e se movimentando.

Outro estilo de dança para experimentar é o contato-improvisação. Trata-se de uma forma de movimento improvisada e espontânea que se baseia no toque e no diálogo físico — imagine-se tendo uma conversa com alguém, mas substituindo as palavras pelo contato físico. Contato-improvisação exige empatia na movimentação porque é preciso ser sensível aos movimentos e às limitações das outras pessoas com quem você se move ou por quem passa e então ajustar seus próprios movimentos de acordo. É uma forma fantástica de desenvolver sensibilidade ao peso, à força e à dinâmica da natureza e dos estados emocionais de outros indivíduos.

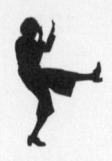

3. A RECEITA DO PODER DA DANÇA PARA DESESTRESSAR E FORTALECER A RESILIÊNCIA

Todo mundo sente algum nível de estresse e de tensão em certos momentos da vida. A quantidade certa de estresse pode ser útil, já que nos dá um impulso enquanto nos preparamos para alguma coisa, como uma prova, por exemplo. Mas, quando o nível de estresse atinge um ponto em que as demandas superam nossos recursos, podemos nos sentir sobrecarregados no âmbito mental ou no emocional. Os sintomas físicos comuns do estresse incluem aumento da frequência cardíaca, respiração acelerada, músculos tensos e sudorese. O estresse prolongado pode levar a dores de cabeça, sono agitado e fadiga.

Resiliência emocional é a capacidade que nós temos de nos adaptar a circunstâncias desafiadoras, nos recuperar rapidamente das dificuldades e voltar à velha forma. Assim como a empatia, a resiliência emocional não é algo fixo que vem de berço — trata-se de uma característica que pode ser desenvolvida, e todos nós podemos tomar medidas para mantê-la e aprimorá-la. Sabemos que precisamos nos conectar com outras pessoas para nos sentir bem e ficar bem; precisamos ser fisicamente ativos e prestar atenção à saúde física; e também precisamos pegar leve — sendo gentis com nós mesmos, dando uma pausa e usando hobbies e interesses para relaxar.

O pogo da era punk é a dança perfeita para mandar o estresse embora e aprimorar a resiliência. Lá nos anos 1970, os punks dançavam ao som de Sex Pistols e The Clash, pulando como se estivessem num pula-pula e se chocando freneticamente uns contra os outros. Dançar dessa maneira significava que eles precisavam desenvolver a capacidade de se recuperar e se ajustar depressa à pista de dança lotada — uma excelente lição de como lidar com os desafios da vida. (Para se inspirar, experimente assistir ao vídeo de Debbie Harry explicando o pogo ao povo norte-americano no YouTube; se bem que ela faz alguns acréscimos surpreendentes aos passos!)

Se você não curte o frenesi do pogo, existem outras danças que podem ajudá-lo a pensar em resiliência. Caso seja um dançarino novato, teste o chá-chá-chá, ou, se for mais experiente, pesquise e aprenda as seguintes danças: a Chacarera da Argentina, a Carolina Shag dos Estados Unidos, o Chumak da Ucrânia ou o Romvong da Tailândia. Aprender um estilo de dança difícil pode ser frustrante e estressante, mas, ao destrinchá-lo e trabalhar nele durante várias semanas, é possível desenvolver verdadeiramente as habilidades de resiliência emocional.

4. A RECEITA DO PODER DA DANÇA PARA SAIR DA MESMICE
Nós não damos a devida atenção ao nosso espaço pessoal. Pensar diferente a respeito das coisas que fazemos e como interagimos com nosso mundo diariamente nos desafia a considerar os valores que depositamos em aspectos de nossa vida. Pensar e fazer as coisas sempre da mesma maneira nos faz cair na mesmice. Dançar nos tira dela.

O hornpipe dos marinheiros é uma dança feita a bordo dos navios, usada originalmente para manter os indivíduos fisicamente ativos em longas viagens. A coreografia representava os tipos de movimentos realizados no mar. Os gestos imitavam os marinheiros içando as velas, esfregando o convés e olhando o horizonte em busca de terra. Inspire-se nessa jiga náutica e experimente pensar nos movimentos típicos do *seu* mundo, escola ou ambiente de trabalho. Para começar, escolha um passo repetitivo que envolva pulos ou saltos. Em seguida, pense em quatro ações que representem suas tarefas diárias ou coisas que costuma realizar ao longo do dia — talvez você fique sentado digitando no computador, ou use um martelo, ou quem sabe abasteça as prateleiras de um supermercado. Pense em um dos movimentos que você repete o tempo todo e comece a bagunçá-lo. De repente você pode fazê-lo em supercâmera lenta. Sinta como o movimento utiliza mais algumas partes do corpo do que outras. Depois disso, embeleze a ação. Por exemplo: incorpore outras partes do corpo ao passo.

Mudar o modo como interagimos com nosso ambiente e executamos fisicamente nossas tarefas diárias mudará a maneira como pensamos nos hábitos que nos fazem cair na mesmice. Imagine que a rotina é criada a partir de vários pequenos hábitos individuais — como os tijolos de um muro. Somente quando tomamos consciência desses hábitos é que podemos começar a planejar e a executar a fuga. Fazer esse exercício o ajudará a derrubar os tijolos que o confinam e a mudar os hábitos — primeiro de modo sutil, depois drasticamente.

5. A RECEITA DO PODER DA DANÇA PARA APRENDER A SE AMAR

Na adolescência, eu dançava até atingir um estado de euforia. Tocava discos no meu quarto e dançava, dançava, dançava até a cabeça zumbir. Não havia nada que me desse a adrenalina que a dança me proporcionava. A janela do meu quarto dava para uma rua movimentada. De noite, eu abria as cortinas, acendia as luzes e dançava na frente da janela que virava espelho durante horas a fio. Eu não tinha a menor noção de que todo mundo lá fora conseguia me ver. Devia ser uma cena ridícula: um adolescente suado quicando freneticamente pelo quarto, mas eu não estava nem aí, porque me sentia fabuloso.

Caso você esteja se sentindo inseguro ou com autoestima baixa, dançar em um ambiente privado pode ser um jeito maravilhoso de reacender um pouco do amor-próprio. Você terá a chance de testar novos passos e fazer experimentos. Além disso, terá espaço e tempo para se entregar à música e ao movimento e se autoconhecer, o que, por sua vez, o ajudará a se libertar do constrangimento. Assim que começar a se sentir mais forte em ambientes intimistas, você descobrirá que também se sente mais confiante em público.

Teste esse experimento e, enquanto o realiza, pense nas diferenças entre seu eu público e o privado. Primeiro, isole-se na mais gloriosa solidão, coloque suas músicas favoritas para tocar e dance. Quer você dance ao som de "I Will Survive" na voz de Gloria Gaynor ou "Rhapsody in Blue", de Gershwin, expresse seu verdadeiro eu, seus pensamentos e seus sentimentos, por meio dos movimentos. Depois, pegue a essência de sua dança privada e, na imaginação, transforme-a em uma coreografia pública. Se fizesse isso, quais partes de sua dança privada você manteria e quais deixaria de lado? Quais pedaços do seu verdadeiro eu você compartilharia e quais deles esconderia? Que impressão você tira das diferenças entre seu eu público e o privado?

6. A RECEITA DO PODER DA DANÇA PARA AJUDAR A LIDAR COM MUDANÇAS

Todos nós passamos por transições à medida que mudamos e nos desenvolvemos. Por exemplo: da infância para a vida adulta, de júnior a sênior, de subordinado a chefe, de solteiro a casado — e, na verdade, de casado a solteiro também. Algumas dessas mudanças são fáceis; é como se estivéssemos preparados e à espera delas a vida inteira, enquanto outras são mais difíceis e desconfortáveis. Dois dos aspectos mais desafiadores de passar por transições são: lidar com o modo como outras pessoas veem e reagem à nossa mudança de papel; e reconhecer e aceitar internamente nossa nova identidade social, deixando de lado a "síndrome do impostor".

A dança de linha country é uma excelente maneira de nos ajudar a pensar nas mudanças que ocorrem ao longo da vida e como enfrentá-las. Uma vez que se aprende os passos básicos de uma dança de linha, basta repeti-los conforme se vira para diferentes direções: para a frente, para trás, para a direita e para a esquerda. Isso confunde muita gente, porque inevitavelmente nos acostumamos a fazer as coisas de uma perspectiva consistente, e mudar essa perspectiva pode nos tirar da zona de conforto. Às vezes, a sequência de passos pode mudar enquanto nos deslocamos pelo salão, assim como os aspectos de nós mesmos mudam com o avançar da vida.

7. A RECEITA DO PODER DA DANÇA PARA RESOLVER CONFLITOS SOCIAIS

Dançar ou se movimentar é um ótimo jeito de liberar a tensão do conflito, seja ele um confronto com seu filho adolescente ou uma discussão intensa em uma sala de reuniões corporativa. O movimento muitas vezes é capaz de soltar o bloqueio e ajudar a encontrar o caminho para uma solução amigável.

Pelos próximos sete dias, anote alguns exemplos de competições e de conflitos que você vê nos noticiários, na televisão ou na vida real. Tome nota também dos movimentos e dos gestos que as pessoas fazem durante esses confrontos. Qual é o papel do movimento na comunicação do comportamento delas?

Depois, ao pensar no conflito interpessoal pelo qual você está passando, faça uma lista das características dos movimentos que você e as pessoas envolvidas no conflito estão usando, como cruzar os braços na defensiva, manter uma boa distância física, não fazer contato visual e por aí vai. Agora, é sua vez de criar uma nova dança social com essas pessoas. Não é necessário dizer nada a elas; basta mudar seu modo de interagir. Por exemplo: não cruze os braços na presença delas, tente mudar seu espaço pessoal (sentando-se mais perto ou mais longe delas, sentando-se de lado em vez de cara a cara, ou ficando de pé em vez de sentado) e aumente o número de vezes que faz contato visual. Você notará mudanças positivas em várias áreas de interação interpessoal.

Uma forma de dança fantástica para curar conflitos sociais é o hip-hop. Uma terapeuta me contou de um grupo de terapia que ela organizava para ajudar jovens infratores a lidar com a raiva. No meio da sessão, ela propôs uma competição de hip-hop, que causou o incrível efeito de liberar a tensão de falar sobre violência de gangues e crimes com faca. No centro do conflito social costuma haver um silêncio latente, palavras não ditas e ressentimentos. O hip-hop oferece um escape para esses sentimentos e pensamentos arraigados, por meio do corpo e do rosto. Os movimentos do hip-hop não são limpinhos; são improvisados, puros e emotivos.

Treine no espelho, projetando no reflexo o sujeito envolvido no núcleo do seu conflito e dizendo com o corpo o que não pode dizer em uma conversa tradicional. Assim que adquirir confiança nos próprios movimentos, você pode até mesmo participar de batalhas de dança cara a cara, nas quais pode pôr tudo para fora. Veja o exemplo da febre do Passinho no Brasil, que fez o maior sucesso depois que um grupo de adolescentes postou um vídeo deles brincando durante uma batalha de dança num pátio. O vídeo viralizou e inspirou centenas de jovens brasileiros a adotar os movimentos, derrubando estereótipos de violência e de criminalidade entre os jovens da favela e incutindo o Passinho de modo tão profundo na cultura brasileira que chegou a ser escolhido como dança de abertura das Olimpíadas no Rio em 2016. (Procure "Passinho Foda" para ver o vídeo que inspirou tudo isso — e, se estiver a fim de se aventurar, experimente fazer alguns dos passos!) Seja qual for a dança de quarto que você escolha, sinta a libertação. Esse gesto vai mudar seu modo de interagir com as pessoas no mundo real.

8. A RECEITA DO PODER DA DANÇA PARA TOMADA DE DECISÕES E SOLUÇÃO DE CONFLITOS

Em algum momento da vida, todos nós já sentimos na pele o conflito mental associado à incapacidade de tomar uma decisão ou resolver um problema específico. Certa vez, ouvi um professor falar desse conflito mental usando uma mula com sede como exemplo. Ele disse à turma que, se alguém posicionar uma mula na metade exata do caminho entre dois baldes d'água, ela morrerá de sede, porque não será capaz de decidir para qual balde se dirigir.

A maioria dos problemas do dia a dia que precisamos resolver são triviais e têm pouca importância a longo prazo: que par de meias usar, o que comer no jantar, a qual filme assistir. Contudo, alguns problemas podem causar um impacto profundo em nossas vidas: candidatar-se ou não a uma determinada vaga de emprego, terminar ou não um relacionamento infeliz, ir ou não ao médico para investigar aquele carocinho incômodo debaixo do braço. O processo de solução de problemas envolve pensar em várias soluções possíveis, avaliar cada uma e depois tomar uma decisão. Em alguns casos, muitos precisam repensar a decisão tendo em vista novas informações e manter em aberto a opção de alterar a solução com o passar do tempo. Algumas pessoas, ou grupos de pessoas, sentem ser quase impossível resolver um problema porque se afundam demais no processo de tomada de decisão. Chamamos isso de "paralisia por análise".

A receita para a cura aqui é uma atividade de dança em grupo na qual você é forçado a tomar decisões no calor do momento. Você vai precisar de outras pessoas com quem dançar e um pouco de música.

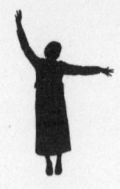

> Façam um círculo e deem as mãos.
> Começando com o pé esquerdo, deem oito passos para a esquerda (levando oito tempos), depois deem oito passos para a direita (mais oito tempos).
> Todos vão até o meio do círculo e batem palma (levando quatro tempos — todos batem palma no quatro), depois retornam ao ponto de partida e dão as mãos (quatro tempos novamente).
> Nos oito tempos finais, todos devem voltar ao meio e formar o círculo de novo, mas desta vez é necessário parar ao lado de outra pessoa e se preparar para repetir os movimentos.

Essa dança é incrível para pensar a respeito de conflitos mentais porque não podemos planejar exatamente aonde vamos estar em cada etapa do processo, já que isso depende de escolhas feitas por outras pessoas. Assim como na vida.

9. A RECEITA DO PODER DA DANÇA PARA AUMENTAR A CRIATIVIDADE

Um aspecto fundamental da criatividade é ser receptivo a novas ideias, sensações e influências, além de estar preparado para fazer mudanças no que nós mesmos ou os outros já criaram antes. Esse processo de mudança e desenvolvimento contínuos é chamado de "evolução criativa".

A improvisação está no cerne da evolução criativa. Diz respeito a criar uma coisa nova, no calor do momento, sem planejamento prévio. Pode ser vista como o oposto de agir com base no pensamento racional. Improvisar é ser espontâneo — não ter amarras e agir de maneira voluntária, sem se preocupar com um determinado conjunto de regras ou de limites.

É claro, às vezes precisamos equilibrar nossa liberdade com nossas obrigações de pensar e agir de acordo com certas regras sociais. Um dos meus exemplos favoritos dessa tensão entre liberdade e regras sociais é o de Stephen Gough, também conhecido como "andarilho pelado". Em 2015, Gough havia passado mais de oito anos preso por se recusar a usar roupas em público. Ele não era exibicionista nem agressor sexual; simplesmente não queria vestir nenhuma roupa.

Em um contexto de dança, Zadie Smith descreve a diferença entre danças restritas e que se baseiam em regras e as formas mais livres e despreocupadas usando o exemplo dos irmãos Nicholas: dois dançarinos afro-americanos de talento ímpar. Fred Astaire elogiou a performance dos irmãos no filme *Tempestade de ritmo*, afirmando ser "o maior exemplo de dança cinematográfica" que ele já viu. Como escreve Smith:

> *Sempre pareço notar uma pequena diferença entre Harold e Fayard, o que é interessante, porque vejo como uma forma de lição. Fayard parece mais preocupado com a responsabilidade da interpretação quando dança: ele age como o personagem, ele é o personagem, seu rigor é inquestionável. Ele é formal, contido, tecnicamente incontestável: um orgulho para a classe. Mas Harold se entrega à alegria. É o cabelo que o denuncia: enquanto dança, ele se solta do punhado de creme modelador que sempre usa, os cachos não conseguem ser contidos e Harold nem tenta ajeitá-los. Entre rigor e alegria, escolha a alegria.*[34]

Procure o vídeo dos irmãos Nicholas em *Tempestade de ritmo* para ver o momento sobre o qual Smith está falando; eu desafio você a não sorrir.

Experimentar movimentos espontâneos sem se preocupar com o rigor é uma experiência altamente benéfica. A dança contemporânea é uma ótima maneira de pôr isso à prova, pois é criativa por natureza e envolve se mover em novas formas e padrões. Para algumas pessoas, testar a dança contemporânea pela primeira vez pode ser estranho e desconfortável, porque é possível que você faça coisas com o corpo que nunca havia feito antes. Caso sinta isso, tente não resistir: siga em frente e veja aonde a dança o leva.

Improvisar na pista de dança e experimentar a liberdade e a espontaneidade de se mover ao som de sua música favorita pode ser um catalisador para abrir mão da racionalidade. Para esse propósito, precisa ser disco. Ou rock. Mas tem um detalhe: é preciso misturar. É fácil cair em padrões definidos de movimentos — pra um lado e pro outro, pra um lado e pro outro, pra um lado e pro outro —, o que é tranquilo como ponto de partida, mas experimente fazer outra coisa ao mesmo tempo. Faça movimentos grandes e pequenos, tente mexer cada parte móvel do corpo (não necessariamente ao mesmo tempo) e sinta a liberdade.

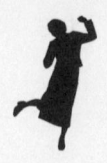

10. A RECEITA DO PODER DA DANÇA PARA MELHORAR A AUTOCONFIANÇA E O BEM-ESTAR GERAL

A dança nos dá pulsação; uma centelha de vida. Facilita a conexão definitiva entre a mente e o corpo e é uma excelente maneira de nos sentirmos mais felizes em nossa própria pele.

Que tipo de relação você tem com seu corpo? Por mais que convivamos com ele desde o nascimento até a morte, o corpo está em constante transformação. Fica maior e menor, partes dele param de funcionar corretamente e desaceleram, e temos que nos adaptar a tais mudanças. Essa evolução do nosso corpo — o modo como o enxergamos e como ele é visto pelos outros — constitui boa parte de nossa identidade pessoal.

Sei por experiência própria que aceitar as mudanças corporais que acontecem ao longo do envelhecimento e por causa de doenças pode melhorar e muito nossa qualidade de vida. Portanto, para esta última receita, há duas formas de dança que eu recomendaria, e ambas podem funcionar maravilhosamente bem para aumentar a consciência corporal e a confiança no próprio corpo: dança do ventre e balé.

A dança do ventre nasceu no Oriente Médio e estilos variados se desenvolveram no Egito, na Turquia e no Líbano. Comece movimentando os músculos abdominais da caixa torácica até a cintura e, em seguida, gire os quadris em um padrão em forma de oito. Quando pegar o jeito e mandar ver no movimento do oito, você pode se expressar por meio de belos movimentos braçais ao mesmo tempo. Como os músculos abdominais e os quadris constituem o centro do corpo, quando eles se movem, tudo se move junto.

Os exercícios de barra são um conjunto de passos de balé geralmente realizados enquanto se segura uma barra fixa ou as costas de uma cadeira. O balé é um exercício fantástico porque alonga quase todos os grupos de músculos do corpo, e o ritmo desses movimentos musculares nos estimula a respirar fundo, expandindo e contraindo totalmente os pulmões. A barra de balé trabalha o corpo inteiro com movimentos lentos e rápidos. É a maneira perfeita de passar um tempo pensando em como nosso corpo se move e as sensações que experimenta. Em casa, nós temos uma barra de balé que a família inteira usa.

CONCLUSÃO: VAMOS DANÇAR

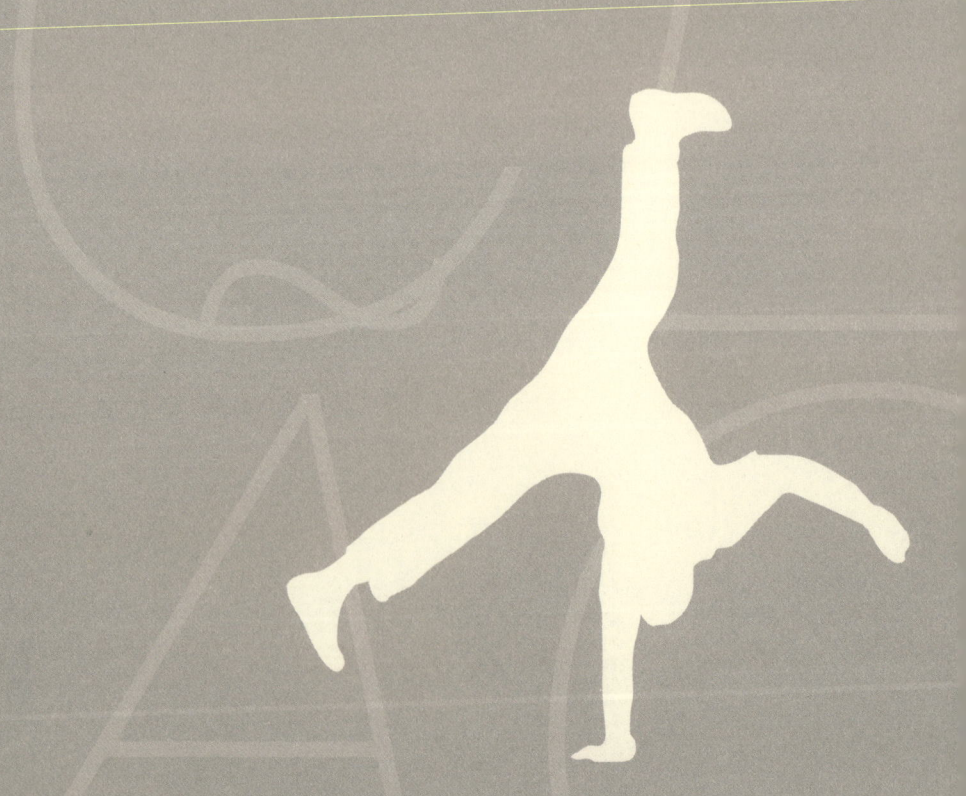

A dança, como vimos, é uma dádiva para o corpo e para a alma. Ela cura de forma holística: à medida que abordamos um aspecto de nós mesmos por meio da dança, sentimos os benefícios se espalhando por todo o nosso ser.

Antes de concluir o livro, eu gostaria de lhe oferecer algumas das minhas definições e descrições favoritas a respeito das alegrias da dança feitas pelos melhores artistas e pensadores do mundo, que falam da universalidade e da diversidade do que significa dançar.

A escritora norte-americana de ficção fantástica Amelia Atwater-Rhodes capta a essência da dança como a interseção entre o passado e o futuro, o agora: "Em uma sociedade que cultua o amor, a liberdade e a beleza, a dança é sagrada. É uma oração ao futuro, uma recordação do passado e uma alegre exclamação de agradecimento pelo presente."

A dança certamente pode ser definida como uma alegre exclamação de agradecimento pelo presente, uma celebração por estarmos aqui e podermos respirar. Eckhart Tolle, autor de *O poder do agora*, explicou da seguinte maneira: "A vida é a dançarina e você é a dança."

Quando leio a definição de Tolle, penso na vida não apenas como nosso corpo que vive e respira, mas também como a conexão que temos com nosso ambiente imediato e o universo como um todo. Para mim, "A vida é a dançarina..." significa que o universo é quem está dançando; e "...você é a dança" quer dizer que, neste momento, nós somos o produto, ou o resultado, do universo dançante.

Isadora Duncan, dançarina extraordinariamente expressiva, transformou essa ideia numa missão quase sagrada. Ela escreveu: "A dança é o movimento do universo concentrado em um indivíduo."

A vida de Isadora foi repleta de dança até sua morte, em 1927, quando seu longo cachecol ficou preso no volante do carro em que viajava. Naquele momento, o movimento do universo concentrou-se em um indivíduo (ela mesma); o movimento do carro, o vento, a estrada sinuosa, o cachecol comprido e tremulante.

Voltaire via a dança como uma atividade mais benigna: "Leiamos e dancemos; essas são duas diversões que jamais farão mal algum ao mundo."

Acho que ele quis dizer que tanto a leitura quanto a dança são atividades universalmente harmoniosas e que realizá-las de modo positivo é uma reação natural a estarmos vivos. Nesse contexto, entendo a leitura em seu sentido mais amplo — ou seja, não apenas o ato de absorver a palavra escrita, mas perceber o movimento das árvores, a expressão no rosto das pessoas e o humor de cada uma. A dança também é uma interação física e emocional com o nosso entorno. É o coração do envolvimento social, de nossa conexão com o mundo e as pessoas com quem nele convivemos.

Dançar nos faz feliz. Simples assim. No filme de Taika Waititi de 2019, *JoJo Rabbit*, que conta a história de Johannes "Jojo" Betzler — integrante dedicado da Juventude Hitlerista que descobre que a mãe está escondendo uma menina judia no sótão —, há um momento incrível em que Jojo pergunta à menina qual é a primeira coisa que ela vai fazer quando for livre. A resposta está na ponta da língua: "Dançar."

Obrigado por ter lido *O poder da dança* até o final. Minha mensagem de despedida para você é: sejamos mais felizes e saudáveis, sejamos mais criativos, vivamos em harmonia com as pessoas e as coisas que nos cercam e, acima de tudo, dancemos.

Lembre-se: sempre que estiver sem muita inspiração para a dança ou quiser melhorar o humor, basta tocar um trecho de sua música favorita e sentir o ritmo. E, caso esteja querendo uma coreografia certeira, aqui está minha Dança Feliz do Dr. Dance (para inspiração, assista ao vídeo em www.peterlovatt.com):

Suba e desça a mão direita, suba e desça a mão esquerda (1-4)
Requebre (5-8)
Arco e flecha para a direita (1-4)
Estale os dedos duas vezes para o lado direito, e duas vezes para o lado esquerdo (5-8)
Arco e flecha para a esquerda (1-4)
Estale os dedos duas vezes para o lado esquerdo, e duas vezes para o lado direito (5-8)
Movimento do arco-íris da direita para a esquerda (1-4)
Movimento do arco-íris da esquerda para a direita (5-8)

Comece com o pé direito
Dê três passos para a frente e bata palma (1-4)
Dê três passos para trás e bata palma (5-8)
Dê três passos para a frente e bata palma (1-4)
Dê três passos para trás e bata palma (5-8)

Dê três passos para a direita e bata palma (1-4)
Dê três passos para a esquerda e bata palma (5-8)
Dê três passos para a direita e bata palma (1-4)
Dê três passos para a esquerda e bata palma (5-8)

Pise, gire, pise para a direita e bata palma (1-4)
Pise, gire, pise para a esquerda e bata palma (5-8)
Pise, gire, pise para a direita e bata palma (1-4)
Pise, gire, pise para a esquerda e bata palma (5-8)

Pé direito
Calcanhar para a frente, ponta do pé para trás, calcanhar para a frente, ponta do pé para trás (1-4)
Aponte o indicador direito na frente do corpo e atravesse-o da esquerda para a direita (5-8)

> Calcanhar para a frente, ponta do pé para trás, calcanhar para a frente, ponta do pé para trás (1-4)
>
> Aponte o indicador direito para o canto superior (estilo John Travolta), depois leve-o ao quadril, duas vezes (5-8)
>
> Calcanhar para a frente, ponta do pé para trás, calcanhar para a frente, ponta do pé para trás (1-4)
>
> Aponte o indicador direito na frente do corpo e atravesse-o da esquerda para a direita (5-8)
>
> Calcanhar para a frente, ponta do pé para trás, calcanhar para a frente, ponta do pé para trás (1-4)
>
> Aponte o indicador direito para o canto superior (estilo John Travolta), depois leve-o ao quadril, duas vezes (5-8)

Agora, solte o corpo e se deixe levar pela música. Faça o que lhe parecer bom e, quando estiver pronto para recomeçar a Dança Feliz do Dr. Dance, é só levantar a mão direita, contar 5, 6, 7, 8 e pronto.

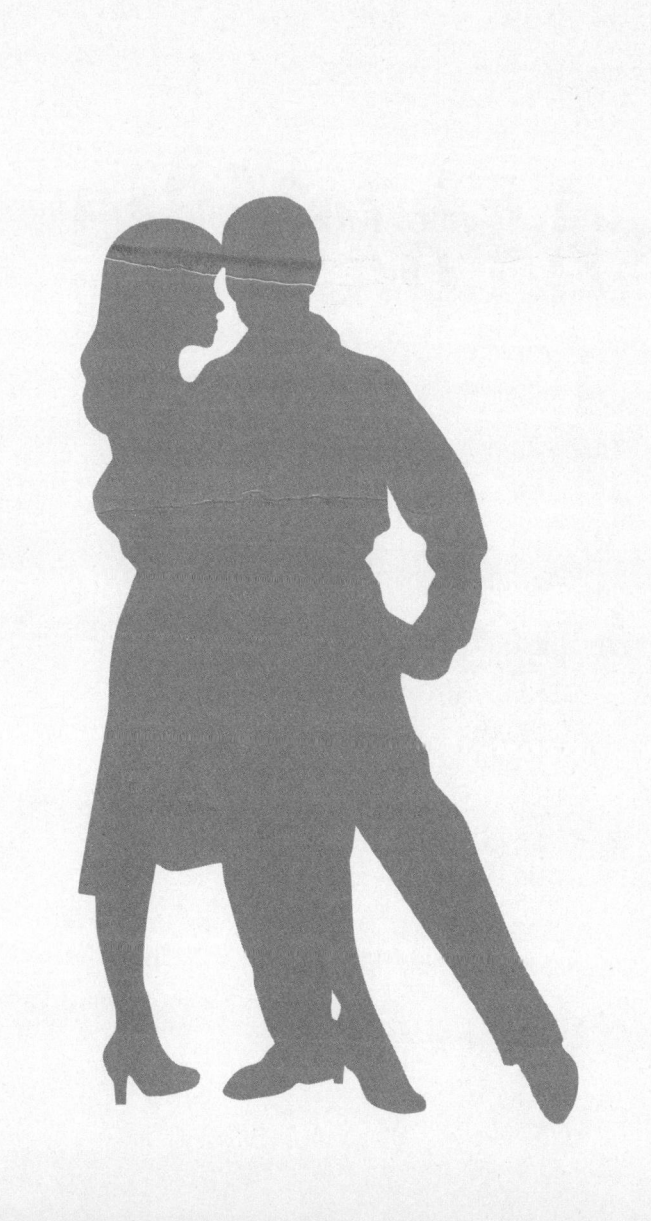

A FARMÁCIA DA DANÇA

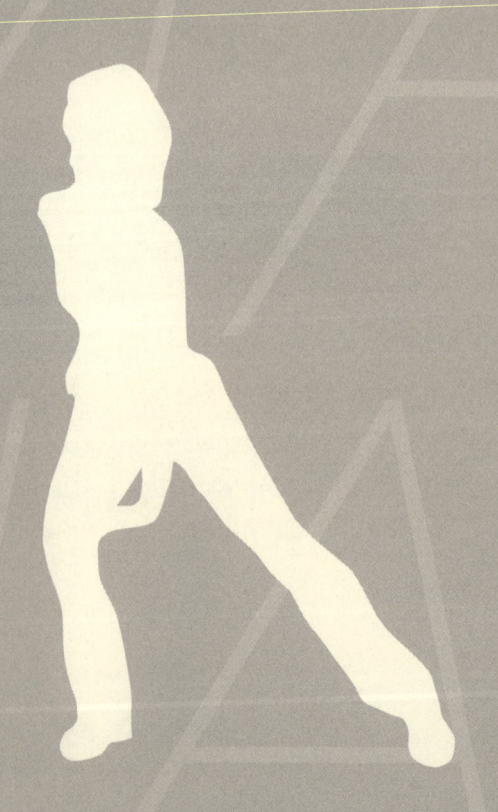

Este livro não seria completo sem uma lista de remédios do armário do *Poder da dança*. Então, aqui estão algumas das minhas músicas dançantes prediletas, além de vídeos e coisas às quais recorrer quando precisar de inspiração.

AS DEZ MÚSICAS DANÇANTES FAVORITAS DO DR. DANCE

1. "MacArthur Park [Suite]" — Donna Summer (a versão completa de 17 minutos)
2. "Lost in Music" — Sister Sledge (1984 Bernard Edwards e Nile Rogers Remix)
3. "Rapper's Delight" — The Sugar Hill Gang (versão 12")
4. "Wham Rap! (Enjoy What You Do?)" — Wham!
5. "On the Floor" — Jennifer Lopez ft. Pitbull
6. "Street Life" — Crusaders (versão 12")
7. "Breakin' Down" — Julia and Company (versão 12")
8. "Wings (The Alias Radio Mix)" — Little Mix
9. "Turn the Music Up" — The Player's Association (12" Disco)
10. "Don't Stop 'Til You Get Enough" — Michael Jackson (a versão de seis minutos)

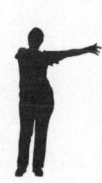

O TOP DEZ DO DR. DANCE PARA MÚSICAS CHEIAS DE GROOVE (INSPIRADO CIENTIFICAMENTE)

1. "Superstition" — Stevie Wonder
2. "Soul Bossa Nova" — Quincy Jones
3. "Flashlight" — Parliament
4. "Sing, Sing, Sing" — Benny Goodman
5. "In the Mood" — Glen Millar
6. "Come Fly with Me" — Frank Sinatra
7. "Take Five" — Dave Brubeck
8. "Could You Be Loved" — Bob Marley & The Wailers
9. "Summertime" — Al Jarreau
10. "Don't Stop Me Now" — Queen

O TOP DEZ DO DR. DANCE PARA CANÇÕES DE MUSICAIS PARA CANTAR E DANÇAR

1. "Hello, Dolly!" — *Alô, Dolly!* (a gravação do elenco original do filme é minha favorita)
2. "Good Morning" — *Cantando na chuva* (elenco original)
3. "Lullaby on Broadway" — *Rua 42* (elenco original)
4. "One" — *A Chorus Line* (elenco original)
5. "Cabaret" — *Cabaret* (versão com Liza Minelli)
6. "Simple Joys" — *Pippin* (elenco original de 1972)
7. "America" — *Amor, sublime amor* (elenco original)
8. "If I Were a Rich Man" — *Um violinista no telhado* (elenco original)
9. "Don't Rain On My Parade" — *Uma garota genial* (a versão com o elenco de *Glee* é minha favorita)
10. "I Am What I Am" — *A gaiola das loucas* (a versão de George Hearn é minha favorita)

O TOP DEZ DO DR. DANCE PARA CENAS DE DANÇA EM FILMES

1. "Moses Supposes" — *Cantando na chuva*
   https://www.youtube.com/watch?v=tciT9bmCMq8

2. "What a Feeling" — *Flashdance* (1983)
   https://www.youtube.com/watch?v=VzALZjoIxog
3. "Rhythm of Life" — *Charity, meu amor*
   https://www.youtube.com/watch?v=xKSA049xkiU
4. "Sequência de abertura" — *A Chorus Line* (versão do filme de 1985)
   https://www.youtube.com/watch?v=EHPdVnUour4
5. "Prólogo" — *Amor, sublime amor* (1961)
   https://www.youtube.com/watch?v=bxoC5Oyf_ss
6. "Hot Lunch Jam" — *Fama* (1980)
   https://www.youtube.com/watch?v=QMMHutot-HU
7. "We're All in This Together" — *High School Musical*
   https://www.youtube.com/watch?v=DykVJl6wr_4
8. "Heaven" — *O Picolino* (1935)
   https://www.youtube.com/watch?v=ILxo-TUkzOQ
9. "Shake a Tail Feather" — *Os irmãos cara de pau* (1980)
   https://www.youtube.com/watch?v=qdbrIrFxaso
10. "The Broadway Melody Ballet" — *Cantando na chuva* (1952)
    https://www.youtube.com/watch?v=QOxpnWbzOco

O TOP VINTE DO DR. DANCE PARA PEQUENAS DOSES DE DANÇA

1. Para se sentir gracioso e orgulhoso — experimente balé
2. Para se sentir prático e cheio de ritmo — experimente sapateado
3. Para sentir a pulsação e os batimentos cardíacos — experimente jazz
4. Para se sentir intelectual — experimente dança contemporânea
5. Para se sentir em clima de festa — experimente zumba
6. Para se sentir completamente vivo — experimente disco
7. Para se sentir jovem e urbano — experimente street dance
8. Para se sentir retrô e descolado — experimente lindy hop
9. Para se sentir espontâneo e competitivo — experimente hip-hop
10. Para se sentir organizado e em união — experimente dança de linha
11. Para se sentir confiante na própria pele — experimente dança do ventre

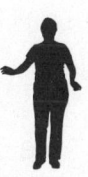

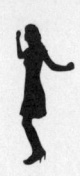

12. Para se sentir expressivo, mas controlado — experimente flamenco

13. Para se sentir tradicional e em contato com as raízes — experimente dança folclórica

14. Para se sentir próximo e íntimo — experimente tango argentino

15. Para se sentir forte — experimente pole dancing

16. Para se sentir ousado — experimente dança burlesca

17. Para se sentir motivador — experimente dança de torcida

18. Para se sentir emotivo — experimente teatro musical

19. Para se sentir sexy — experimente rumba

20. Para se sentir socialmente conectado — experimente ceilidh

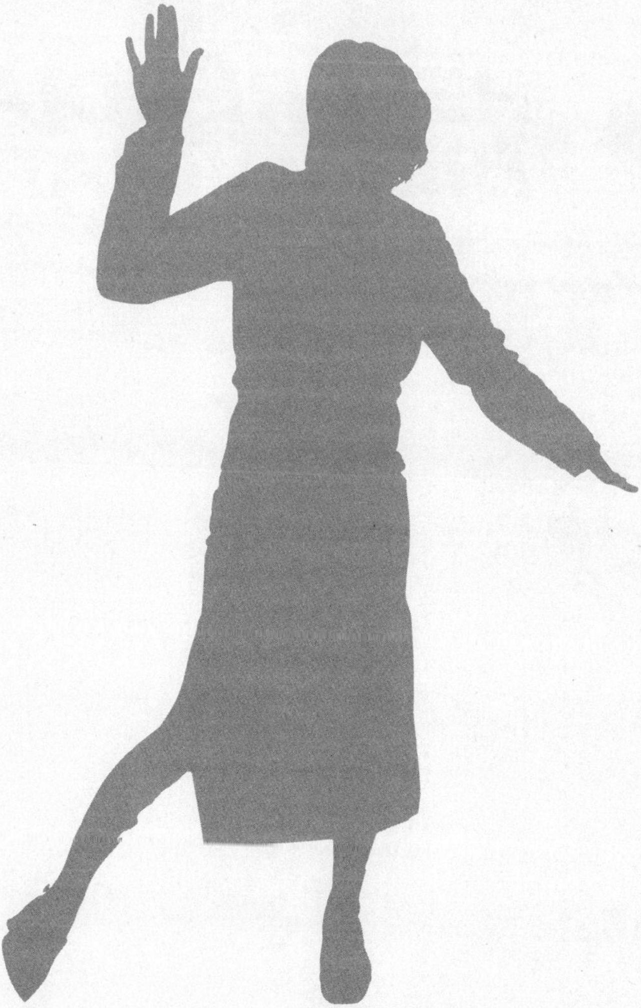

REFERÊNCIAS BIBLIOGRÁFICAS

1 Ainsworth, B. E., Haskell, W. L., Whitt, M. C., Irwin, M. L., Swartz, A. M., Strath, S. J., O'Brien, W. L., Bassett, D. R. Jr., Schmitz, K. H., Emplaincourt, P. O., Jacobs, D. R. Jr., e Leon, A. S. (2000). Compendium of physical activities: an update of activity codes and MET intensities. Medicine and Science in Sports and Exercise, 32(9), S498-504.
2 Blanchette, D. M., Ramocki, S. P., O'del, J. N. e Casey, M. S. (2005). Aerobic Exercise and Creative Potential: Immediate and Residual Effects. Creativity Research Journal Vol. 17, No. 2 & 3, 257-264.
3 Brown, A., Martinez, M. J. e Parsons, L. M. (2005). The neural basis of human dance. Cerebral Cortex, Volume 16, Edição 8, Agosto de 2006, Páginas 1157--1167, https://doi.org/10.1093/cercor/bhj057
4 Burgess, G., Grogan, S. e Burwitz, L. (2006). Effects of a 6-week aerobic dance intervention on body image and physical self-perceptions in adolescent girls. Body Image, 3 (1), 57-66.
5 Carney, D. R., Cuddy, A. J. C, e Yap, A. J. (2010). Power Posing: Brief Nonverbal Displays Affect Neuroendocrine Levels and Risk Tolerance. Psychological Science, 21: 1363.
6 Chong, S. C., Falahat, M., Lee, Y. S. (2020). Emotional intelligence and job performance of academicians in Malaysia. International Journal of Higher Education, 19(1), pp. 69-80.
7 Dunbar, R. I. M. (2012a). Bridging the bonding gap: the transition from primates to humans. Philos. Trans. R. Soc. Lond. B Biol. Sci. 367, 1837-1846. doi: 10.1098/rstb. 2011.0217.
8 Dunbar, R. I. M. (2012b). On the evolutionary function of song and dance, in Music, Language and Human Evolution, ed. N. Bannan e S. Mithen (Oxford: Oxford University Press), 201-214.

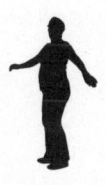

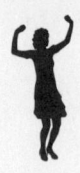

9 Hackney, M. E., Kantorovitch, S., Levin, R. e Earhart, G. M. (2007). Effects of Tango on Functional Mobility in Parkinson's Disease: A Preliminary Study. Journal of neurologic physical therapy; 31: 173-179.

10 Haseler, C., Crooke, R., e Haseler, T. (2019). Promoting physical activity to patients. British Medical Journal; 366:l5230 doi: 10.1136/bmj. l5230.

11 Health Development Agency (2000). Arts for health: A review of good practice in community-based arts projects and initiatives which impact on health and wellbeing. ISBN: 1-84279-016-1. Retirado de www.hda-online.org.uk.

12 Janata, P., Tomic, S. T. e Haberman, J. M. (2012). Sensorimotor coupling in music and the psychology of the groove. Journal of Experimental Psychology: General, 141(1), 54-75.

13 Jeong, Y-J., Hong, S-C., Lee, M. S., Park, M-C., Kim, Y-K. e Suh C-M. (2005). Dance movement therapy improves emotional responses and modulates neurohormones in adolescents with mild depression. International Journal of Neuroscience, 115:12, 1711-1720.

14 Kaltsatou, A. C. H., Kouidi, E. I., Anifanti, M. A., Douka, S. I., e Deligiannis, A. P. (2014). Functional and psychosocial effects of either a traditional dancing or a formal exercising training program in patients with chronic heart failure: a comparative randomized controlled study, Clinical Rehabilitation, 28(2), 128-138.

15 Karouda, Y., Geisler, G., Morel, P. C. H., e Hapeta, J. (2017). Stress, Emotions, and Motivational States Among Traditional Dancers in New Zealand and Japan. Psychological Reports, Vol. 120(5) 895-913.

16 Koch, S. C., Morlinghaus, K. e Fuchs, T. (2007). The joy dance: Specific effects of a single dance intervention on psychiatric patients with depression. The Arts in Psychotherapy, 24, 340-349.

17 Lane, A., e Lovejoy, D. J. (2001). The effects of exercise on mood change: The moderating effect of depressed mood. Journal of Sports Medicine and Physical Fitness, 41(4), 539-545.

18 Leung, A, K.-Y., Kim, S., Polman, E., Ong, L. S., Qiu, L., Goncalo, J. A. e Sanchez-Burks, J. (2012). Embodied metaphors and creative "acts". Psychological Science, 23(5), 502-509.

19 Lewis, C. (2012). The relationship between improvisation and cognition. University of Hertfordshire. https://uhra.herts.ac.uk/bit-stream/handle/2299/8890/05107372%20Lewis%20Carine%20-%20final%20PhD%20submission.pdf?sequence=1

20 Lewis, C., Annett, L. E., Davenport, S., Hall, A. e Lovatt, P. (2016). Mood changes following social dance sessions in people with Parkinson's disease. Journal of Health Psychology, 21(4), 483-492.

21 Livingston, C e Borko, H. (1990). High School Mathematics Review Lessons: Expert-Novice Distinctions, Journal for Research in Mathematics Education, Vol. 21, No. 5 (Nov., 1990), pp. 372-387.

22 Lovatt, P. J. (2011). Dance Confidence, age and gender. Personality and Individual Differences, 50, 668-672.
23 Miller, Tybur e Jordan (2007). Ovulatory cycle effects on tip earnings by lap dancers: economic evidence for human estrus? Evolution and Human Biology, 28, 375-381.
24 O programa de TV se chamava Why Don't You? Foi transmitido pela BBC de 1973 até 1995. Tinha uma música-tema bem cativante: https://www.youtube.com/watch?v=_uvev7hY5MU.
25 Smith, Zadie. (2016). Dance Lessons for Writers. The Guardian. https://www.theguardian.com/books/2016/oct/29/zadie-smith-what-beyonce-taught-me.
26 Steen, Patrick. (2011). Are you wasting cash on an unused gym membership? Which? magazine. https://conversation.which.co.uk/travel-leisure/are-you-wasting-money-on-an-unused-gym-membership/
27 Steinberg, H., Sykes, E. A., Moss, T., Lowery, S., LeBoutillier, N. e Dewey, A. (1997). Exercise enhances creativity independently of mood. British Journal of Sports Medicine, 31: 240-245.
28 Tarr, B., Launay, J., e Dunbar, R. I. M. (2014). Music and social bonding: "Self-other" merging and neurohormonal mechanisms. Frontiers in Psychology, 5, 1096.
29 Tarr, B., Launay, J., e Dunbar, R. I. M. (2016). Silent disco: dancing in synchrony leads to elevated pain thresholds and social closeness. Evol Hum Behav. Setembro de 2016; 37(5): 343–349. doi:10.1016/j. evolhumbehav.2016.02.004. Ver também: Lewis, C. e Lovatt, P. J. (2013). Breaking away from set patterns of thinking: Improvisation and divergent thinking. Thinking Skills and Creativity, 9, 46-58.
30 Walker, M. P., Brakefield, T., Morgan, A., Hobson, J. A. e Stickgold, R. (2002). Practice with sleep makes perfect: Sleep-dependent motor skill learning. Neuron, 35, 205-211.
31 Waller, J. (2009). The Dancing Plague: The Strange, True Story of an Extraordinary Illness. Sourcebooks, Inc. EUA.
32 Wang, T. (2015). A hypothesis on the biological origins and social evolution of music and dance. Frontiers in Neuroscience. Vol 9 (30).
33 Warburton, E. C., Wilson, M., Lynch, M. e Cuykendall, S. (2013). The cognitive benefits of movement reduction: Evidence from dance marking. Psychological Science, 24(9), 1732-1739.
34 Winkler, I., Haden, G. P., Ladinig, O., Sziller, I. e Honing, H. (2009). Newborn infants detect the beat in music. Proceedings of the National Academy of Sciences, 106(7), 2468-2471.

AGRADECIMENTOS

Este livro veio ao mundo graças às ideias, à energia e ao talento criativo de diversas pessoas. Gostaria de começar reconhecendo e agradecendo à minha agente literária, Charlotte Robertson, pela memória incrível, pelo apoio e pelo incentivo. Charlotte e eu conversamos pela primeira vez sobre as ideias deste livro muitos anos atrás, antes de seguirmos caminhos separados na vida. Quando nossos caminhos se encontraram de novo, no início de 2019, Charlotte se lembrava com muita clareza dos sentimentos que eu queria expressar em um livro sobre dança, me ajudou a traduzir tais sentimentos em palavras e levou as ideias à Short Books, que foi a opção perfeita. Gostaria de agradecer às minhas editoras da Short Books, Aurea Carpenter e Rebecca Nicolson, por contratar o livro e por editar e domar meu fluxo excessivo de palavras. Agradeçam a elas pela topiaria linguística, tudo que eu teria conseguido entregar a vocês seria um arbusto desgrenhado. Gostaria de agradecer a Helena Sutcliffe pelas ilustrações incríveis, que retiram perfeitamente as palavras da página e lhes dão o fôlego de um dançarino.

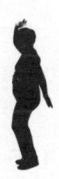

Talvez seja impossível identificar o momento exato em que uma ideia é criada, ou mesmo na cabeça de quem. Duvido que um dia eu já tenha tido uma boa ideia que brotou inteiramente da minha cabeça. Gostaria de agradecer a minha companheira de pensamentos, Lindsey Lovatt. Lindsey e eu conversamos sobre tudo. Nós brincamos com as ideias, as compartilhamos, as movimentamos e as transformamos primeiro em uma coisa, depois em outra. Provocamos ideias um no outro. Tanto Lindsey quanto eu passamos o mesmo tempo matutando sobre as ideias deste livro.

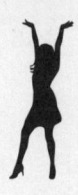

Sinto uma sorte imensa de ter trabalhado com uma companheira de pensamentos para moldar as ideias e com uma equipe editorial para moldar o texto. A força deste livro vem dessas interações. Qualquer ponto fraco é por minha conta.

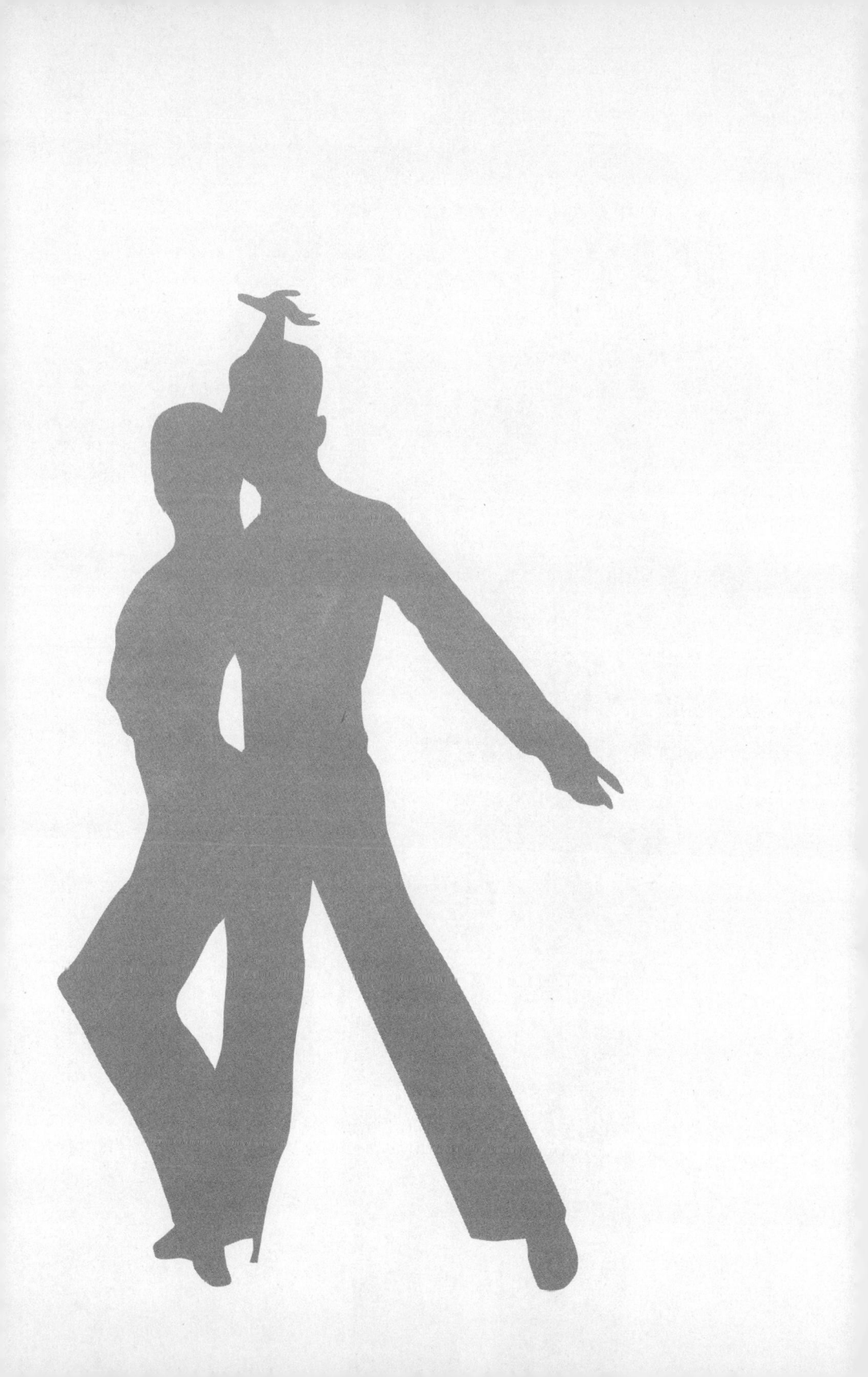

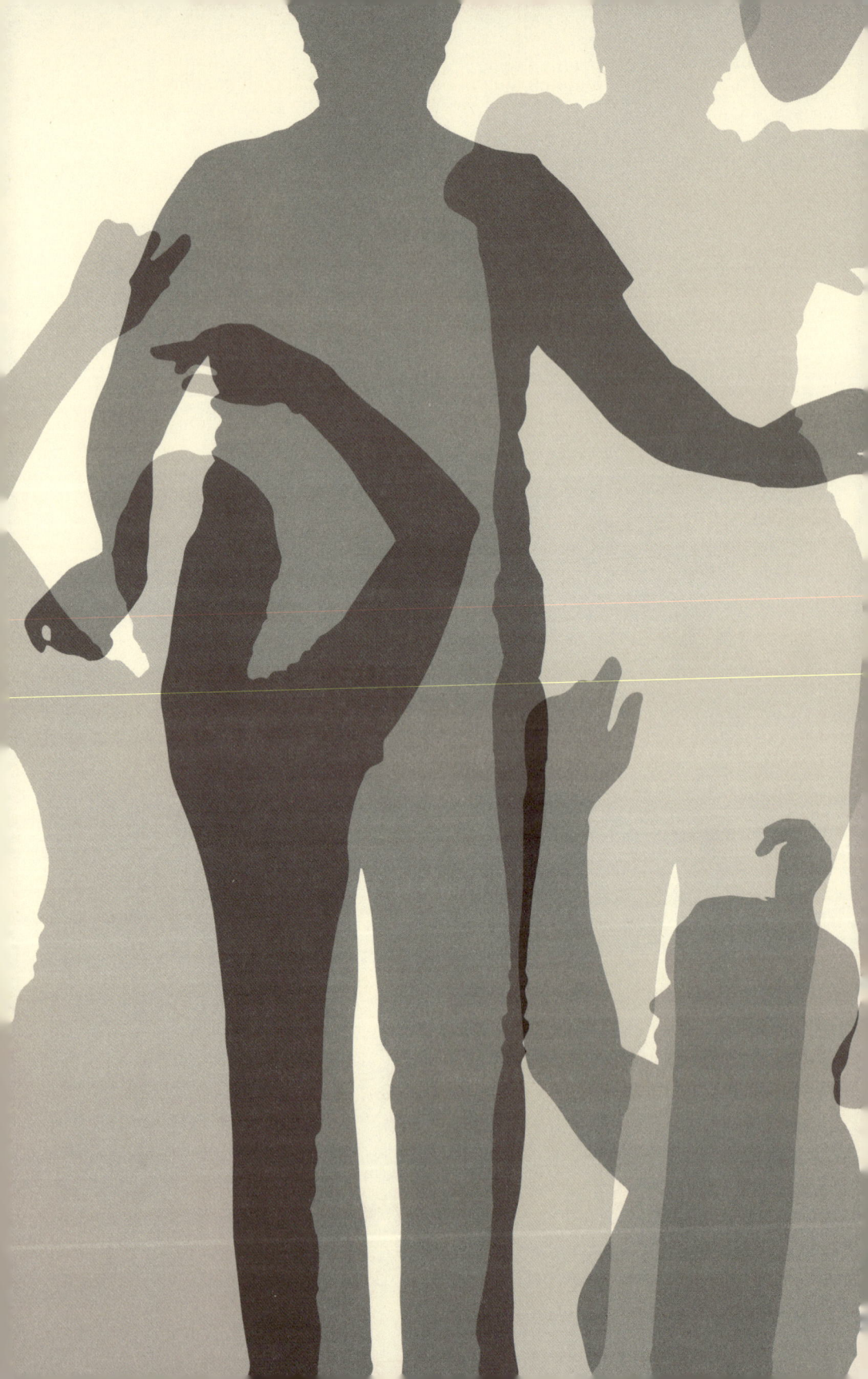

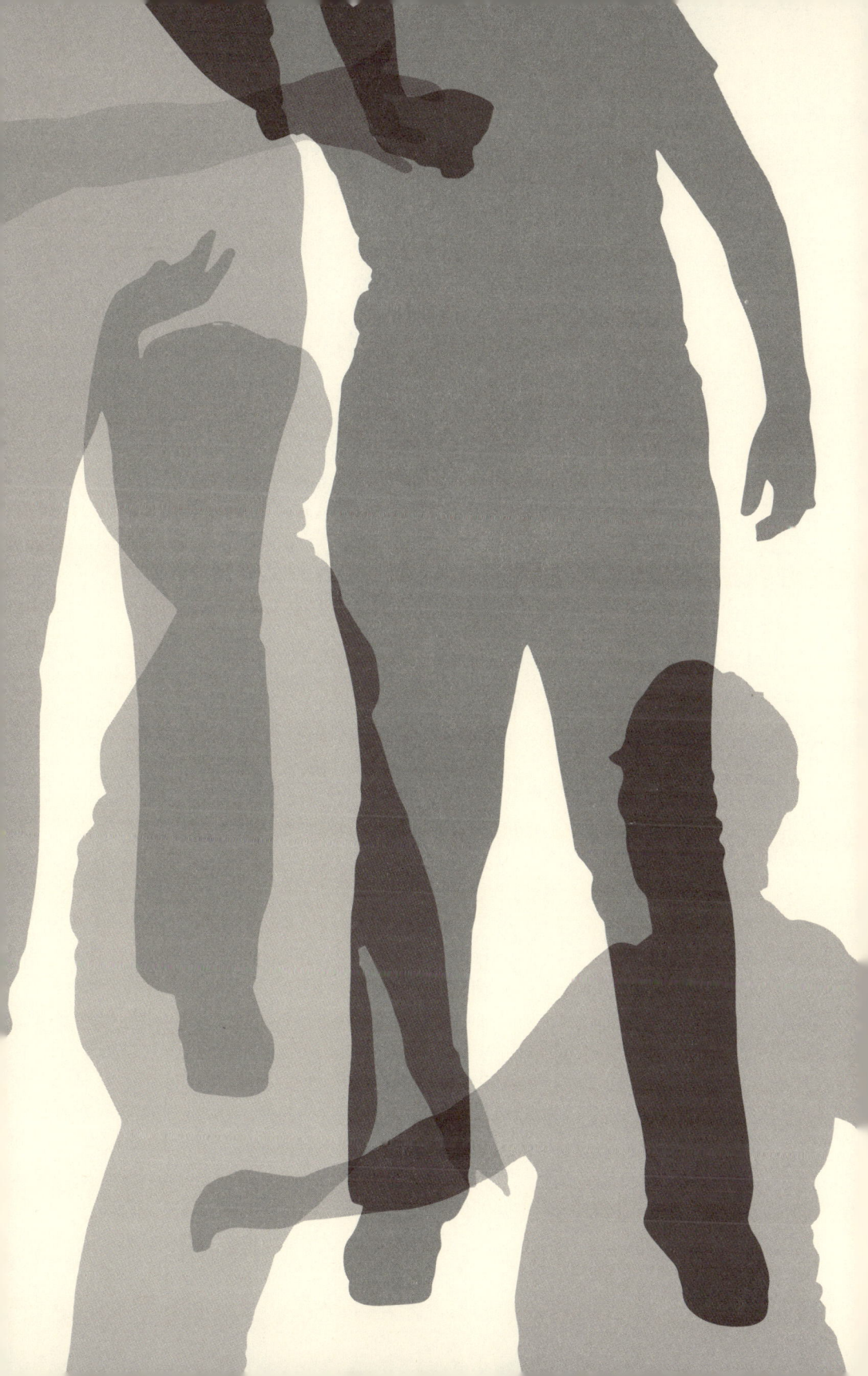

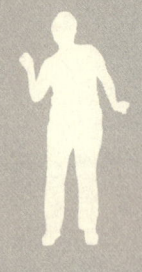

DIREÇÃO EDITORIAL
Daniele Cajueiro

EDITORA RESPONSÁVEL
Ana Carla Sousa

PRODUÇÃO EDITORIAL
Adriana Torres
Júlia Ribeiro
Mariana Lucena

REVISÃO DE TRADUÇÃO
Mariana Gonçalves

REVISÃO
Fernanda Lufti
Juliana Borel

CAPA E DIAGRAMAÇÃO
Anderson Junqueira

Este livro foi impresso em 2023
para a Agir.